Sigrid Nesterenko

Multiple Sklerose

Naturheilkundlich und umweltmedizinisch behandeln

-Der laienverständliche Ratgeber für Betroffene-

Multiple Sklerose
Naturheilkundlich und umweltmedizinisch behandeln
-Der laienverständliche Ratgeber für Betroffene-

Sigrid Nesterenko
1. Auflage 2011
Taschenbuchausgabe
ISBN 978-3-9814007-7-9

Umschlaggestaltung: ersa Verlag & Marketing, Wismar
Umschlagfoto:Abstract human tree © natalia dirul – depositphotos.com
Lektorat: ersa Verlag & Marketing, Wismar
Herstellung: SOL Service GmbH Schrobenhausen,
Printed in Germany

SPRACHREGELUNG:

Zur Vereinfachung beim Schreiben und Lesen wird immer die männliche Form verwendet: der Patient, der Arzt usw. Dieser Artikel dient als allgemeiner Gattungsbegriff und schließt weibliche Personen automatisch mit ein.

Inhaltsverzeichnis

Vorwort

Kennen Sie das: Sie standen in der Blüte Ihres Lebens, hatten einen interessanten Job, viele Freunde, gingen gern auf Partys und strotzten nur so vor Lebensfreude. Und dann kam dieser Tag, der Ihr bisheriges Leben völlig auf den Kopf stellte. Es war der Tag, an dem man Ihnen gesagt hat: Sie haben Multiple Sklerose.

Zwar hatten Sie zuvor schon selbst gespürt, dass irgendetwas anders in Ihrem Körper war. Aber dass sich so eine schwerwiegende Krankheit hinter diesen Anzeichen verbergen würde, das hatten Sie in Ihren kühnsten Träumen nicht erwartet. Ja, Sie sahen zwar hin und wieder plötzlich alles doppelt, manchmal auch verschwommen, obwohl Sie keinen Alkohol getrunken hatten. Ab und zu zwickte es in Ihrem rechten Fuß. Und immer öfter stolperten Sie über Ihre eigenen Füße, obwohl es dafür eigentlich gar keinen Grund gab. Aber all das war für Sie kein Anlass, einen Arzt aufzusuchen. Erst als Ihre Familie Sie darauf aufmerksam machte, dass Sie Ihr rechtes Bein hinterher ziehen würden, wurden Sie stutzig und suchten endlich einen Arzt auf.

So oder ähnlich sind sie, die Geschichten, mit denen sich eine MS ankündigt. Und so banal manches Frühsymptom zunächst auch erscheinen mag – so schwerwiegend kann die Erkrankung letztendlich verlaufen. Nach der Diagnose ist man erstmal geschockt, weil MS als nicht heilbar gilt. Und natürlich ist da die ständige Angst, dass sich die Krankheit in einem schnellen Tempo fortbewegt, und man in seiner Lebensqualität immer weiter eingeschränkt wird.

Doch ist erst einmal die Diagnose ‚Multiple Sklerose' gestellt, wird daran in aller Regel nicht mehr gerüttelt. So lässt man sich auf all die angesagten schulmedizinischen Behandlungsmethoden ein, erträgt so manche Nebenwirkung der Medikamente und in mehr oder weniger regelmäßigen Abständen immer wieder diese unerträglichen Schübe. Mit jedem Tag mehr fühlt sich die Krankheit so an, als würde sie das Leben bestimmen.

Aber irgendwann kommt dann vielleicht der Tag, an dem man das Gefühl hat, dass man allein mit den schulmedizinischen Methoden nicht mehr weiterkommt. Es ist dann nur noch eine Frage der Zeit, bis man auf die Naturheilkunde trifft, denn schließlich ist sie bekannt dafür, dass sie schon bei verschiedenen chronischen Erkrankungen zu Symptomlinderungen verholfen hat.

Natürlich ist jede Krankengeschichte sehr individuell, und bei jedem MS-Patienten sind es wahrscheinlich andere Faktoren, die die Krankheit mit ausgelöst haben. Doch leider wird in allgemeinen Therapiekonzepten der MS einer der wesentlichsten Faktoren nicht berücksichtigt, nämlich dass die Erkrankung im Zusammenhang mit Infektionen und/oder Umwelttoxinen stehen kann. Für bekannte Toxikologen und Umweltmediziner gibt es keinen Zweifel daran, dass insbesondere Quecksilber aus Amalgamfüllungen zur Entstehung der MS beiträgt.

Hätte ich diese Zusammenhänge nicht selbst bei diversen MS-Patienten miterlebt, so könnte ich es wahrscheinlich selbst nicht glauben, dass dies so ist. Aber es gibt sie wirklich, MS-Patienten, die durch eine umfangreiche Entgiftung und Behandlung chronischer Infektionen beachtliche gesundheitliche Fortschritte erreichen konnten. Auch ich wurde erst ab dem Moment gesünder, als die chronische Quecksilber-, Blei und Palladiumvergiftung diagnostiziert und behandelt wurde.

Schon vor vielen Jahren hat mir eine in Deutschland sehr bekannte und angesehene Ärztin für Naturheilkunde gesagt, dass sie bei all ihren Patienten zunächst eine Belastung auf Umweltschadstoffe überprüft. Erst wenn diese Tests negativ ausfallen, würde sie andere Diagnostikverfahren hinzuziehen.

Erfahren Sie jetzt in diesem Buch, was es tatsächlich auf sich hat mit chronischen Schadstoffbelastungen, Infektionen und der Multiplen Sklerose. Lassen Sie sich durch dieses Buch Ihre Augen öffnen. Machen Sie sich selbst ein Bild, und bilden Sie sich Ihre eigene Meinung.

Wie wäre es, wenn Sie noch vor 3 Monaten keine Treppenstufe ohne Hilfe meistern und aufgrund einer Entgiftung ganz alleine bis zur 3. Etage gehen könnten? Sie glauben, das geht nicht? Doch, denn ich habe es mit meinen eigenen Augen gesehen, wie Menschen schon nach kurzer Zeit so erstaunliche gesundheitliche Verbesserungen erfuhren, dass es für sie wie kleine Wunder wirkte.

Wie hatte es Kant seinerzeit ausgedrückt?

„Habe Mut, Dich Deinen eigenen Verstandes zu bedienen."

Multiple Sklerose verstehen

Nach Schätzungen sind in Deutschland ca. 130.000 Menschen an Multiple Sklerose erkrankt, weltweit sind es ca. 2,5 Millionen. Vornehmlich tritt die MS im Alter zwischen 20 und 40 auf, wobei Frauen häufiger betroffen sind als Männer. Bei Kindern, Jugendlichen und älteren Menschen ist die Wahrscheinlichkeit, dass die MS ausbricht, eher gering.

Die MS wird auch als Enzephalomyelitis disseminata (ED) bezeichnet, was mit „verstreut auftretende Entzündung in Gehirn und Rückenmark" übersetzt wird. Das Zentrale Nervensystem, das aus Gehirn und Rückenmark besteht, und das Immunsystem sind hier die bedeutenden Faktoren.

MS ist eine Krankheit, bei der die körpereigenen Abwehrstoffe, die eigentlich dazu dienen, Krankheitserreger zu beseitigen, die eigenen Nervenzellen angreifen. Dies wird darauf zurückgeführt, dass die Abwehrstoffe des Immunsystems falsch programmiert sind. Demzufolge wird die MS auch als Autoimmunerkrankung bezeichnet.

Multiple Sklerose wird auch die ‚Krankheit der tausend Gesichter' genannt, denn sie ist so vielschichtig, dass sie bei jedem Erkrankten anders verlaufen kann. Dabei reichen die Symptome von körperlichen Beeinträchtigungen wie Bewegungsstörungen, Gleichgewichtsstörungen, Problemen mit der Motorik, großer Müdigkeit, Lähmungen und einigen mehr. Charakteristisch für die MS ist es, dass die Symptome plötzlich und unerwartet auftreten, sie halten eine Zeit lang an und verschwinden dann wieder auf unbestimmte Zeit. Diese Erscheinungen, die viele verschiedene Symptome mit sich bringen, werden auch als Schübe bezeichnet. Diese können mehrmals nacheinander auftreten, aber auch in sehr großen Abständen. Das macht die Krankheit so unberechenbar.

Doch was ist nun eigentlich Multiple Sklerose? Was genau ist da im Körper krank? Um dies präziser beschreiben zu können, müssen wir zunächst das Zentrale Nervensystem genauer betrachten.

Das Zentrale Nervensystem ist, einfach ausgedrückt, die Schaltzentrale unseres Körpers und der Steuerungsmechanismus für unsere Empfindungen, für das Schmecken, Riechen, Sehen, die Motorik und auch das Denken. Wenn wir zum Beispiel die Hand heben und nach einem Glas greifen, um zu trinken, dann werden diese Befehle über das Zentrale Nervensystem gesteuert. Genauso ist es bei unseren Empfindungen für Warm oder Kalt, dem Schmecken, Fühlen, Riechen.

Ohne das Zentrale Nervensystem könnten wir keine Bewegungen ausführen, keine Empfindungen wahrnehmen und nicht auf Reize von außen reagieren, sodass letztendlich alle Sinne beeinträchtigt werden können. Auch das Denken ist ohne diese Bündelung von Nervenzellen, im Zusammenspiel mit dem Gehirn, nicht möglich. Viele Aktivitäten, die für uns ganz selbstverständlich und unbewusst ablaufen, werden unmöglich, sobald Nervenschädigungen entstehen. Das Zentrale Nervensystem hat also extrem wichtige Aufgaben inne, sodass eine Beschädigung dieses Systems zu sehr gravierenden gesundheitlichen Folgen führt.

Das Zentrale Nervensystem besteht aus dem Gehirn und dem Rückenmark. Im Gehirn befinden sich 100 Milliarden Nervenzellen, und diese stehen alle miteinander im ständigen Dialog und tauschen Informationen aus oder geben sie weiter. Sie funktionieren wie ein gut programmiertes Rechenzentrum.

Dazu verfügen sie über Verbindungen, den so genannten Synapsen. Alle Anweisungen, die für unser Handeln, Denken, Fühlen und die Bewegung wichtig sind, werden von den Synapsen im Gehirn in Form von elektrischen Impulsen über die Nervenbahnen gesendet.

Wenn wir uns vorstellen, wie viele Bewegungen wir täglich ausführen, wie viel wir denken und fühlen, dann werden das Zahlendimensionen, die wir kaum begreifen können.

Nervenzellen bestehen aus einem Zellkörper, kleinen Verästelungen, den Dendriten und einem Fortsatz, der einem dünnen Faden ähnelt und als Axon bezeichnet wird. Solche Nervenzellen sind mit einem elektrischen Kabel vergleichbar, denn immer wenn Informationen ausgetauscht und weitergeleitet werden, entsteht ein elektrischer Impuls. Über die Dendriten werden die Signale von Zelle zu Zelle weitergegeben. Die Axone sind von einer Schutzschicht umgeben, der so genannten Myelinscheide, und Axon und Myelinscheide bilden zusammen die Nervenfaser. Die Myelinhülle der Nervenfasern isoliert praktisch die Nervenzellen und sorgt für einen reibungslosen Transport der Signale, Impulse und Informationen.

Ist diese Myelinhülle jedoch beschädigt oder, wie im Fall der MS, entzündet, dann werden Impulse verlangsamt oder überhaupt nicht mehr weitergeleitet. Je nachdem, welche Nerven davon betroffen sind, treten dann körperliche Beeinträchtigungen und Beschwerden auf.

Als Sklerose bezeichnet man in der Medizin die Vernarbung der Nervenfaser, was soviel bedeutet, dass diese Nervenfaser ihre Funktion nicht mehr ausüben kann. Und weil diese Vernarbungen an vielen Stellen des Zentralen Nervensystems vorkommen können, spricht man von Multipler Sklerose.

Um die Multiple Sklerose noch besser zu verstehen, müssen wir das Gehirn genauer betrachten. Das Gehirn setzt sich zusammen aus dem

Schädelknochen, dem knöchernen Wirbelkanal und dem Nervenwasser, sowie der Gewebsflüssigkeit. Das Nervenwasser schützt die empfindlichen Nervenzellen, wie eine Art Polster.

Unser Gehirn ist mit einem sehr intelligenten Schutzsystem ausgestattet, nämlich der Blut-Hirn-Schranke. Diese dient dazu, dass keine schädlichen Eindringlinge in das Zentrale Nervensystem vordringen und Schaden anrichten können. Die Blut-Hirn-Schranke ist das Stoppschild für schädliche Eindringlinge wie Bakterien und Krankheitserreger, sodass diese die Blut-Hirn-Schranke nicht passieren können. Auch Zellen des Immunsystems haben keinen Zutritt zum Zentralen Nervensystem. Bildlich kann man sich das vorstellen, indem wir die Blutgefässe sehen, die sich im Körper befinden. Gelangen nun Krankheitserreger oder schädliche Stoffe in die Blutbahn, so kommen sie irgendwann an der Blut-Hirnschranke an und werden dort nicht durchgelassen.

Bei MS ist diese Schutzbarriere nicht mehr in der Form vorhanden wie bei gesunden Menschen. Man spricht in diesem Fall von einem Zusammenbruch der Blut-Hirn-Schranke, die zu einer Durchlässigkeit für das Zentrale Nervensystem führt. Diese Beeinträchtigung der Blut-Hirn-Schranke wird als die Voraussetzung dafür gesehen, dass Schädigungen des Myelins der Nervenbahnen überhaupt entstehen können.

Was sind Autoimmunerkrankungen?

Schulmedizinisch betrachtet wird die Multiple Sklerose zu den Autoimmunerkrankungen gezählt. Mit dem Oberbegriff ‚Autoimmunerkrankungen' wird eine große Anzahl verschiedener autoimmun bedingter Krankheiten bezeichnet, die sich nach einem ähnlichen Entstehungsmuster entwickeln.

Bei Autoimmunerkrankungen spielt das Immunsystem des Menschen eine grundlegende Rolle. Normalerweise ist das Immunsystem dafür vorgesehen, den Organismus vor äußeren Einflüssen wie Bakterien, Viren und anderen unerwünschten Eindringlingen zu schützen. Ein funktionierendes Immunsystem ist für den menschlichen Organismus überlebenswichtig.

Bei Autoimmunerkrankungen greift das Immunsystem jedoch nicht nur diese eindringenden Fremdkörper an, sondern richtet sich auch gegen die körpereigenen Organe und Zellen. Infolge dieser falschen ‚Programmierung' sieht das Immunsystem bestimmte Bereiche des Körpers als Fremdkörper an und bekämpft diese. Man spricht in diesen Fällen auch von einer überschießenden Reaktion des Immunsystems.

Je nach Programmierung kann es letztendlich jedes Organ und alle medizinischen Teilbereiche treffen, was das Auftreten von so vielen verschiedenen Autoimmunerkrankungen erklärt. Durch die Reaktionen des Immunsystems kommt es zu schweren Entzündungen und damit Schädigungen an den jeweiligen Organen.

Wie es allerdings zu dieser Fehlsteuerung des Immunsystems kommt, ist bis heute noch nicht eindeutig geklärt. Vermutungen zu der Entstehung gehen in verschiedene Richtungen. Dabei stehen insbesondere Virusinfektionen, Umweltschadstoffe und Medikamente im Verdacht, als Auslöser zu fungieren. Bei Infektionen sind es insbesondere solche Erreger, die in ihren Bestandteilen dem körpereigenen Gewebe sehr ähnlich sind.

Da bestimmte Autoimmunerkrankungen in einigen Familien gehäuft vorkommen, ist von einer genetischen Disposition für die Entstehung dieser Erkrankungen auszugehen. Wer Träger dieser Veranlagung ist, beziehungsweise bereits erkrankte Familienmitglieder hat, muss jedoch nicht zwangsläufig ebenfalls erkranken.

Immer mehr stehen heutzutage auch Umweltfaktoren im Fokus der Autoimmunerkrankungen. Diverse Schadstoffe kommen hier in Frage und werden ausführlich im Kapitel ‚Ursachen der Multiplen Sklerose' vorgestellt.

Möglicherweise ist es eine Kombination aus all diesen Einflussfaktoren, sodass es zum Ausbruch der Autoimmunerkrankung kommt, wenn die erbliche

Disposition vorhanden ist und eine Virusinfektion sowie Umweltschadstoffe aufeinander treffen.

Es gibt viele Faktoren, die eine Autoimmunerkrankung lindern oder anheizen können. Einer der wichtigsten Bausteine ist der Sauerstoff, denn ein Mangel kann zu vielen Problemen führen. So kann eine reduzierte Sauerstoffsättigung der linken Gehirnhälfte zu einer Beeinträchtigung des Kurzzeitgedächtnisses führen.

Schulmedizinisch betrachtet gibt es keine ursächlich wirkende Therapie für Autoimmunerkrankungen. So werden die auftretenden Symptome in der Regel mit entzündungshemmenden oder immununterdrückenden Medikamenten behandelt. Eines der häufigsten verwendeten Medikamente ist Cortison, das allerdings zu diversen Nebenwirkungen führen kann. Dennoch gibt es in Einzelfällen und unter schulmedizinischen Gesichtspunkten kaum Alternativen hierzu, so lange die Unterdrückung des körpereigenen Abwehrsystems bei Autoimmunerkrankungen als sinnvoll erachtet wird. Durch die Unterdrückung soll erreicht werden, dass die weitere Zerstörung des körpereigenen Gewebes gebremst wird.

Medikamente, die zur Unterdrückung des Immunsystems führen, unterdrücken allerdings gleichzeitig auch die notwendige Schutzfunktion der Körperabwehr. Damit wird der Organismus schutzloser, wenn er von fremden Eindringlingen wie Viren und Bakterien attackiert wird.

Diagnostik - wie wird die Multiple Sklerose festgestellt?

Da neben der MS viele andere Erkrankungen sehr ähnliche Symptome zeigen, kann die Stellung einer Diagnose mitunter sehr schwierig sein. Auch die vielen verschiedenen Erscheinungsformen und vielfältigen Symptome, mit denen sich eine Multiple Sklerose äußert, können die Diagnostik zu einer großen Herausforderung werden lassen.

Bis man schließlich die richtige Diagnose erhält, kann eine kleine oder auch größere Weile verstreichen. So mancher Arzt ist in der Diagnostikphase schon an den zahlreichen diffusen Symptomen verzweifelt und hat in seiner Ratlosigkeit nicht immer auf Anhieb die richtige Diagnose gestellt. Somit ist nachvollziehbar, dass die Chancen einer richtigen Diagnose mit der Erfahrung des Arztes zunehmen.

Wenn aufgrund der wahrgenommenen Symptome der Verdacht auf MS besteht, werden bestimmte Untersuchungen vorgenommen, um Sicherheit zu erlangen. Die Basis der Diagnostik bildet eine umfangreiche Anamnese. Hierbei sollte es darum gehen, dass die Krankengeschichte einschließlich Vorerkrankungen, vorhandenen Symptomen und ein möglicher Kontakt mit Schadstoffen umfassend erläutert werden. In diesem Zusammenhang wird der Arzt möglicherweise auch danach fragen, ob familiär bedingt neurologische Erkrankungen bekannt sind. Aber auch das Vorhandensein von Diabetes, einer Alkoholabhängigkeit, Nierenerkrankung, eine regelmäßige Medikamenteneinnahme und Infektionen sollten hinterfragt werden.

Bei der Anamnese wird besonderes Augenmerk darauf gelegt, frühe Anzeichen für die MS aufzudecken. Denn für die Diagnose, alle weiteren Untersuchungen und die Therapie ist es wichtig zu wissen, ob sich bereits schon Funktionsstörungen gezeigt haben, wenn auch nur in leichter Form. So kann das schubförmige Auftreten bestimmter Symptome ein Hinweis auf MS sein, da die meisten anderen in Frage kommenden Erkrankungen in aller Regel nicht schubweise auftreten.

Auch ein Blick auf die Krankheitsgeschichte der Familie, eine so genannten Familienanamnese, kann wichtige Informationen liefern. Besonders in den Blick rücken dabei Bewegungsstörungen, neurologische Erkrankungen, eine fortschreitend auftretende Schwäche (z.B. dadurch bedingte frühzeitige Arbeitsaufgabe), aber auch Fuß- oder andere Skelettveränderungen.

In aller Regel wird sich der ambulanten Diagnose eine klinische anschließen wie die Entnahme und Analyse von Blut und Nervenwasser (Liquor-Untersuchung), die so genannte Magnet-Resonanz-Tomographie (MRT) des Gehirns und/oder des Rückenmarks und nicht zuletzt auch elektrophysiologische

Untersuchungen. Jede einzelne dieser Untersuchungen liefert die wichtigen Erkenntnisse, die ein Gesamtbild und letztendlich eine Diagnose ergeben.

Von entscheidender Bedeutung sind auch die neurologischen Untersuchungen wie: Die Überprüfung der Sehfunktion, Feinmotorik, Muskelspannung, der Kraft, der Reflexe und der Koordination. Bei der Überprüfung der Augen gibt es beispielsweise den so genannten Schachbrettmuster-Test, bei dem die Reaktion auf diese Wahrnehmung gemessen wird.

Darüber hinaus wird auch eine genaue Unterscheidung der Störungen im Gefühlsbereich (die so genannten Sensibilitätsstörungen) angestrebt, wobei zwischen Störungen im Berührungs-, Vibrations- und Lage-Empfinden und den Störungen in Bezug auf Schmerz- und Temperaturempfinden unterschieden werden muss. Bei den Tests werden unter anderem Zahlen auf die betroffenen Körperbereiche geschrieben, und der Patient teilt mit, welche Zahl er erkannt hat. Auch Tests mit einem spitzen Gegenstand gehören zur Standarduntersuchung, bei dem das Stumpf-Spitz-Empfinden überprüft wird.

Mit einem Stimmgabeltest können Sensibilitätsstörungen festgestellt werden. Hierbei hält der Arzt eine Stimmgabel an einen hervorstehenden Knochenbereich (z. B. Fußknöchel) und vergleicht die ermittelten Werte mit denen von gesunden Personen.

All diese Untersuchungen erlauben dem Arzt Aussagen über den Schweregrad der Beschwerden. Auch leichte Funktionsstörungen in Bereichen, die dem Patienten selbst noch gar nicht aufgefallen sind, können durch diese Untersuchung aufgedeckt werden. Die betroffenen Bereiche geben Aufschluss darüber, welche Hirnbereiche in Mitleidenschaft gezogen worden sind.

Bei der Unterscheidung von MS und anderen Erkrankungen des Zentralnervensystems leistet die Untersuchung des Nervenwassers gute Dienste (Liquor-Untersuchung). Das Nervenwasser (Liquor), welches das Gehirn und das Rückenmark umgibt, wird zum Zwecke dieser Untersuchung aus dem Bereich der unteren Lendenwirbel entnommen. Die Entnahme einer geringen Menge an Nervenwasser geschieht durch eine Hohlnadel, die bei gebeugtem Rücken im Sitzen oder Liegen eingeführt wird. Diese Untersuchung wird auch Lumbalpunktion genannt. Mit Hilfe spezieller labortechnischer Verfahren kann in Speziallabors das Vorhandensein der im Zentralnervensystem produzierten Antikörper, die für eine MS typisch sind, gehäuft vorkommen. Abweichungen dieser beiden Werte können die Vermutung einer MS verstärken, aber eine gesicherte Diagnose stellen sie noch nicht dar.

Die zumeist parallel durchgeführte Blutuntersuchung soll das Vorhandensein anderer Erkrankungen ausschließen. Denn während sich MS nicht durch eine

Blutuntersuchung feststellen lässt, können dadurch viele Erkrankungen festgestellt bzw. ausgeschlossen werden, die MS-ähnliche Symptome zeigen.

Ein weiteres unverzichtbares Mittel der Diagnose ist die Magnetresonanztomographie (MRT). Je nach vorliegenden Symptomen wird entweder das Gehirn oder das Rückenmark mittels MRT untersucht. Das MRT zielt dabei darauf ab, Veränderungen und deren Verteilung in den untersuchten Regionen aufzuzeigen. Entzündungen im Gehirn lassen sich durch kleine weiße Punkte, Flecken oder größere Flächen auf dem Schnittbild der Tomografie darstellen. Anhand dieser Schnittbilder lässt sich die Entwicklung der MS über einen längeren Zeitraum verfolgen.

Mit dem MRT lässt sich überdies feststellen, ob es sich um alte oder neue Entzündungsherde handelt. Dies ist mit Hilfe eines Kontrastmittels möglich: Frische und aktive Entzündungsherde nehmen das Kontrastmittel in sich auf, während das bei alten, inaktiven Herden nicht der Fall ist.

Komplettiert werden die Untersuchungen durch die so genannten elektrophysiologischen Untersuchungen. Es handelt sich hierbei um Untersuchungen, die die Leistungsfähigkeit der Sehbahn und der Empfindungsfähigkeit der Arme und Beine zum Ziel haben. Mit dieser Art der Untersuchung lassen sich leicht Veränderungen der Nervenbahnen und deren Leitfähigkeit feststellen. Dies ist selbst dann der Fall, wenn in diesem Bereich noch keine Symptome aufgetreten sind. Diese Untersuchung dient in diesem Falle dann auch dazu, andere Erkrankungen auszuschließen.

Die oben genannten Untersuchungen mögen zwar ein Ergebnis erbringen, das MS nicht ausschließt, doch ist nach nur einem schubartigen Auftreten einzelner Symptome keine sichere Diagnosestellung möglich. Die Begründung hierfür liegt in der chronischen Natur der MS. So ist eine sichere Diagnose erst ab dem zweiten Schub möglich oder aber, wenn das MRT ein Fortschreiten der Schädigungen aufdeckt. Dazu sollten die Untersuchungen in regelmäßigen Abständen durchgeführt werden. Das gilt im Übrigen auch für die elektrophysiologischen Untersuchungen. Im Gegensatz zu diesen beiden Untersuchungen wird eine Entnahme des Nervenwassers in der Regel nur einmal durchgeführt, da sich hiermit keine Veränderungen im Verlauf aufzeigen lassen.

Symptome der MS

Kaum eine Krankheit ist so facettenreich wie die Multiple Sklerose, denn je nach Lage der betroffenen Nervenfasern und Ausprägung der Nervenschäden kommt es zu äußerst unterschiedlichen Krankheitsbildern. So gibt es weder ein klassisches Symptom, das zuverlässig auf eine MS-Erkrankung hinweisen würde, noch gibt es eine typische Kombination bestimmter Symptome oder einen typischen Krankheitsverlauf. Grundsätzlich sind alle möglichen neurologischen und auch psychiatrischen Symptome denkbar, wobei Sehstörungen, Gefühlsstörungen und Lähmungen die drei wesentlichsten Symptome darstellen.

Ein sehr großes Problem der MS ist die Tatsache, dass frühzeitige Warnzeichen, die im Anfangsstadium auftreten, von vielen Betroffenen nicht ernst genug genommen werden. Symptome wie kribbelnde, brennende oder einschnürende Missempfindungen sowie Sehstörungen werden ignoriert, dem natürlichen Alterungsprozess oder einer anderen vorhanden Krankheit zugeschrieben. Da die Symptome also als relativ harmlose Beeinträchtigungen wahrgenommen werden, gehen die Betroffenen in der Anfangsphase meistens sehr lasch mit den auftretenden Beschwerden um. Und sobald sie abgeklungen sind, geraten sie auch schon ruckzuck in Vergessenheit. Erst der nächste oder übernächste Schub lässt die Alarmglocken klingeln und gibt dem Betroffenen zu verstehen, dass es sich hier keinesfalls nur um harmlose Körpersignale handelt.

Da die Krankheitszeichen oftmals unvermittelt, völlig überraschend und bei sonstiger Gesundheit auftreten, einige Zeit anhalten, wieder verschwinden und unregelmäßig wiederkommen können, werden alle Beschwerden, die in diesem Zyklus bei der Multiplen Sklerose auftreten, auch Schub genannt. Bei diesem plötzlichen Auftreten von Symptomen handelt es sich um das Wiederauftreten von bereits bekannten und neuen Beschwerden, die länger als 24 Stunden anhalten. Dadurch, dass stets neue Symptome hinzukommen können, kann sich allerdings jeder Schub anders darstellen als der vorherige.

Bei den meisten MS-Patienten wechseln sich Phasen mit ausgeprägten Symptomen mit Zeiten einer völligen Beschwerdefreiheit ab. Auch bei Jugendlichen kann ein Schub vorkommen, und danach ist für etliche Jahre erst einmal Ruhe, bis sich die Anzeichen im Erwachsenenalter häufen.

Oftmals beginnt eine Multiple Sklerose mit Wahrnehmungsstörungen in den Körperteilen, Kribbeln in den Händen, Armen, Beinen, Füßen oder ein Taubheitsgefühl. Ein elektrisches Gefühl kann die einzelnen Gliedmaßen oder die Wirbelsäule entlang ziehen, aber auch Enge und Kälteempfindlichkeit gehören zu den plötzlich auftretenden Anzeichen. Auch Berührungsempfindlichkeiten, sowie das Brennen und Schmerzen der betroffenen Stellen, können vorkommen. Diese Störungen halten meist nur kurz an und treten auch nicht regelmäßig auf. Da diese Symptome auch bei anderen Erkrankungen wie beispielsweise der Polyneuropathie oder bei Durchblutungsstörungen auftreten können, werden sie anfangs nicht immer sofort als Anzeichen einer MS wahrgenommen. Und es ist schließlich auch nachvollziehbar, dass man bei relativ harmlos erscheinenden Symptomen nicht sofort an eine schwere Krankheit denkt. Es wird in erster Linie erstmal verdrängt, sogar dann noch, wenn sich die Anzeichen wiederholen.

Bei vielen Betroffenen gehen mehrere Symptome miteinander Hand in Hand. Ein festes Reglement oder eine Reihenfolge, wann die Symptome auftreten, gibt es nicht, was die Diagnose in vielen Fällen so schwierig macht. Infolgedessen ist der Weg bis zu einer Diagnose mitunter sehr lang, sodass sogar mehrere Jahre vergehen, bis sicher feststeht, ob tatsächlich eine Multiple Sklerose vorliegt.

Darmfunktionsstörungen

Durch die Beeinträchtigung der Darmmuskeln sind bei Multipler Sklerose auftretende Darmprobleme leider keine Seltenheit. Sehr häufig leiden MS-Patienten unter Problemen mit der Verdauung und der Darmentleerung. Hier kann es zu einem ungewollten Abgang von Stuhlgang kommen, der so genannten Stuhlinkontinenz, da der Schließmuskel nicht mehr richtig funktioniert. Aber auch die Verstopfung ist nicht selten. Diese Erscheinungen können für sich alleine auftreten oder auch im Wechsel, je nachdem, von welcher Stelle im Zentralen Nervensystem die Störungen ausgehen. So kann der Transport der Nahrung verlangsamt sein, oder aber der Schließmuskel ist spastisch. Für den Patienten sind beide Erscheinungsformen sehr belastend.

Besonders die Stuhlinkontinenz kann sich sehr negativ auf die Psyche auswirken. Die Scham, aktiv unter Menschen zu sein, behindert den Betroffenen in seinem Alltag. Da viele Menschen Angst haben, dass ihnen unterwegs ein Malheur passieren kann, trauen sie sich nicht mehr vor die Türe und ziehen sich von sozialen Kontakten zurück.

Damit sich die Darmprobleme erst gar nicht zu einer massiven Beeinträchtigung der Lebensqualität und psychischen Belastung entwickeln, sollte man rechtzeitig entsprechende Maßnahmen ergreifen, die sowohl Verdauungsprobleme, als auch eine Stuhlinkontinenz verbessern können.

Wenn der Darm zu träge arbeitet, ist die Aufnahme von vermehrter Flüssigkeit sehr wichtig. Zwei Liter Flüssigkeit, über den Tag verteilt, wirken sich positiv auf die Darmtätigkeit aus. Auch die Umstellung der Ernährung auf ballaststoffreiche Lebensmittel kann hilfreich sein, ebenso wie der regelmäßige Verzehr von Weizenkleie und Flohsamenschalen.

Um Verdauungsstörungen und Darmträgheit entgegenzuwirken, ist es auch sehr sinnvoll, für regelmäßige Bewegung zu sorgen. Im Rahmen der Physiotherapie können Übungen eingebaut werden, die positiv auf die Darmbewegung Einfluss nehmen. Der Patient kann auch selbst mehr Bewegung in seinen Alltag einplanen. Auf jeden Fall sollte er sich mit seinem Arzt besprechen, um hier Aktivitäten auszugrenzen, die sich wiederum negativ auf die Erkrankung auswirken könnten. Der Arzt kann auch überprüfen, in wieweit sich Medikamente, die aufgrund der MS eingenommen werden, ungünstig auf den Stuhlgang und die Darmentleerung auswirken.

Wenn sich trotz diverser Anstrengungen die Verstopfung nicht in den Griff bekommen lässt, und die Verstopfung bereits mehrere Tage andauert, kann in Einzelfällen und nach Rücksprache mit dem Arzt die Stuhlentleerung mithilfe eines Klistiers oder durch Abführmittel vorgenommen werden. Diese Maßnahmen sollten nur ausnahmsweise erfolgen, da sie bei regelmäßiger Verwendung die Darmträgheit verstärken.

Bei der Stuhlinkontinenz ist darauf zu achten, dass der Darm so gut es geht, geleert wird, um einen unkontrollierten Stuhlabgang zu vermeiden. Hierzu wird Wasser in den Darm eingeführt, das nach einer gewissen Zeit den Stuhlgang auslöst. Dazu wird ein Rektalkatheter mit einem Ballon verwendet. Der Patient kann diese Behandlung selbst durchführen, er wird vom Arzt über die Vorgehensweise aufgeklärt und angeleitet.

Damit man sich auch trotz dieser Belastung sicher unter die Leute begeben kann, gibt es auch spezielle Einlagen. Sie saugen den Stuhl auf und verhindern, dass es zu einem unangenehmen Geruch kommt. Medizinische Kohle, wie man sie auch bei Durchfall einnimmt, kann ebenfalls eine Hilfe sein. Auch hier ist der Arzt vor der Anwendung zu befragen.

Sehstörungen

Wenn der Sehnerv von der Entmarkung der Nerven betroffen ist, treten verschiedenartige Sehstörungen auf. Bei bis zu 30 % der MS-Patienten sind die Sehstörungen das erste Anzeichen der Erkrankung.

Diese können ein- oder beidseitig auftreten, verzerrte oder verschwommene Bilder erzeugen, sowie Doppeltsehen und Störungen in der Farbwahrnehmung (Farben werden durch Grautöne ersetzt) mit sich bringen. Außerdem können Schmerzen im Bereich des Augapfels, geweitete Pupillen, unwillkürliche Bewegungen der Augen und eine verminderte Sehschärfe auftreten. Wenn die unwillkürlichen Augenbewegungen nur auf einer Seite auftreten, begründet dies häufig den Verdacht auf MS. Letztendlich können die Sehstörungen so massiv ausgeprägt sein, dass sie zu einer Erblindung führen.

Während sich bei einigen Betroffenen die Sehstörungen wieder zurückbilden, kann es bei anderen zu dauerhaften Schäden kommen.

Bei einigen Patienten kündigt sich ein erneuter Schub einige Tage vor seinem Ausbruch durch Schmerzen bei den Augenbewegungen oder einen Augendruck an.

Müdigkeit (Fatigue)

Das, was jeder Mensch hin und wieder durch seine Müdigkeit erlebt, erfährt ein MS-Betroffener oftmals jeden Tag und viel intensiver. Was anfangs nur als lästig empfunden und mit der Hoffnung ertragen wird, dass es sich nur um einen vorübergehenden Zustand handelt, nimmt im Laufe der Zeit chronische Formen an.

Bei sehr vielen MS-Patienten wird die Müdigkeit (Fatigue) zu einem täglichen Begleiter, der zu einer weiteren Beeinträchtigung der Lebensqualität führen kann. Die Müdigkeit, um die es hier geht, ist keine normale Müdigkeit. Und es ist keine Müdigkeit, die nach einem opulenten Mittagessen oder während einer langweiligen Fernsehsendung eintritt. Sie hat auch nichts mit körperlicher Überanstrengung, zu wenig Schlaf oder Lustlosigkeit zu tun.

Wer unter Fatigue leidet, wird sehr schnell müde und fühlt sich bereits nach kleinen Tätigkeiten völlig erschöpft oder ist über den ganzen Tag hinweg nicht richtig fit. Der natürliche Antrieb ist stark eingeschränkt. Man ist ständig müde und fühlt stets ein ausgeprägtes Schlafbedürfnis, ohne jedoch im Schlaf Erholung finden zu können. Durch Anstrengungen jedweder Art ermattet man rasch. Man klagt über Schwunglosigkeit, mentale Erschöpfung,

Konzentrationsschwäche, Vergesslichkeit, Abgeschlagenheit und eine reduzierte körperliche Leistungsfähigkeit.

Die Müdigkeit ist so präsent, dass sie den Anschein erweckt, als würde der ganze Organismus blockiert. Man hat keine Kraft, sich zu bewegen, klar zu denken, zu telefonieren oder Essen zu kochen. Jede Treppenstufe zu gehen, bedeutet Anstrengung pur, jedes Telefonat ist lästig, und selbst beliebte Freizeitaktivitäten werden zu einer großen Herausforderung, weil die Müdigkeit so Überhand nimmt.

Die Müdigkeit fühlt sich dabei an wie ‚Watte im Kopf' und kann zu einer unvorstellbaren Qual werden. Auch rechtzeitiges Zubettgehen, Durchschlafen, Stressreduzierung und eventuell ein erholsamer Urlaub verändern nichts an der Situation, dass man morgens beim Aufstehen am liebsten direkt wieder zurück ins Bett gehen möchte. Schon das Aufstehen selbst wird zu einer großen Qual, und erst nach mehrmaligem Wecken durch den Partner oder mehrere Wecker ist man in der Lage, überhaupt das Bett zu verlassen.

Schafft man es schließlich doch, im Laufe des Vormittags aus dem Bett auszusteigen, landet man mittags schon wieder in der ‚Horizontalen', um auf der Couch ein Mittagsschläfchen zu halten. Anschließend schleppt man sich durch den restlichen Tag, bis man abends vor dem Fernseher weiterschlafen kann. Ein erfülltes Leben mit einem spannenden Beruf, einem intakten Familienleben und netten Freizeitaktivitäten sieht sicherlich anders aus.

Die Fatigue ist bei MS-Patienten oftmals so stark ausgeprägt, dass sie zu einer unvorstellbaren körperlichen und psychischen Belastung werden kann. Denn das dauerhafte Gefühl von Erschöpfung und Müdigkeit schränkt das Leben massiv ein. Dabei wird es immer anstrengender, den beruflichen und privaten Alltag zu meistern. Die Fatigue ist es schließlich auch, die viele Betroffene letztendlich in die Erwerbsminderungsrente führen kann, weil sie durch diese Fatigue nicht mehr in der Lage sind, ihren Job zu bewältigen.

Dieser Verlauf ist gar nicht so selten, zumal die MS-bedingte Müdigkeit einen chronischen Verlauf nehmen kann. Ist erstmal dieses Stadium erreicht, steht die Müdigkeit derart im Vordergrund, dass sie mitunter die anderen durch die MS auftretenden Symptome sogar in den Hintergrund drängen kann. Von vielen Betroffenen wird diese extreme Müdigkeit als eines der belastendsten Symptome überhaupt beschrieben, das im Zusammenhang mit ihrer Erkrankung auftritt.

Der Leidensdruck, der durch die Fatigue entsteht, kann mitunter sehr gravierende Ausmaße annehmen. So kann hin und wieder regelrechte Panik aufkommen, weil man keinen Ausweg mehr sieht, sich von diesem Müdigkeitsgespenst befreien zu können.

Ein großes Problem der Fatigue ist oftmals das Unverständnis der Mitmenschen, denn sie können diese extreme Müdigkeit nicht nachvollziehen. So kann die Müdigkeit nicht nur im Privatleben zu lebhaften Diskussionen und anstrengenden Rechtfertigungen führen, sondern auch am Arbeitsplatz. Entwürdigende Fehleinschätzungen, die dem MS-Betroffenen entgegengebracht werden, sind hier leider keine Ausnahmen.

Generell kann die Müdigkeit bei MS-Patienten mehrere Gründe haben. Große Belastungen, starke körperliche Anstrengungen, unzureichende Lichtquellen, Medikamente, lange Schübe, überhitzte Raumtemperaturen und ein permanenter Abwehrkampf des Immunsystems schwächen den Betroffenen und führen zu Müdigkeit. Die Müdigkeit kann auch dadurch entstehen, indem die Weiterleitung der Signale länger dauert und somit auch mehr Kraft aufgewendet werden muss. Die Impulse müssen sich Umwege suchen, da die Nervenleitungen an vielen Punkten beschädigt sind. Schließlich kann auch das Ausmaß an Schlafmangel, der sich aufgrund der Schlafstörungen einstellt, zu einer ausgeprägten Tagesmüdigkeit führen bzw. das Fatigue verstärken.

Blasenfunktionsstörung

Eine Blasenfunktionsstörung ist eine nicht selten auftretende Begleitsymptomatik bei der Multiplen Sklerose. Etwa zwei Drittel der MS-Patienten sind von ihr betroffen, wobei sie sich meistens erst im fortgeschrittenen Krankheitsstadium einstellt.

Obwohl die Blasenfunktionsstörung nur ein Begleitsymptom unter vielen ist, wird sie doch von den Betroffenen in besonderem Maße als störend und beschränkend wahrgenommen, und nicht selten entwickelt sich daraus ein großes Hindernis für den Alltag. Dazu kommt noch der Schamfaktor, denn dieser Bereich ist sensibel und wird meistens tabuisiert.

Gerade unter Menschen zu gehen, am gesellschaftlichen Leben teil zu haben, fällt den Erkrankten dann sehr schwer. Die Angst, es könnte ‚was in die Hose' gehen, ist sehr groß, sodass im Laufe der Zeit soziale Kontakte immer mehr gemieden werden. Infolgedessen ziehen sich die Betroffenen stetig weiter zurück, was in einer großen sozialen Isolation und einer starken Beeinträchtigung der Lebensqualität münden kann.

Die Blasenfunktionsstörungen lassen sich in drei große Gruppen unterteilen: Die überaktive Blase (Reizblase), die Blasenentleerungsstörung und die Inkontinenz.

Die überaktive Blase äußert sich in dem fast ständigen Drang, Wasser lassen zu müssen, obwohl immer nur geringe Mengen Urin abgegeben werden. Die Ursache liegt in der Muskulatur der Blasenwand, die durch eine falsch gesteuerte Nervenkontrolle überaktiv wird. Die Blase kann nur noch sehr geringe Mengen Urin aufnehmen, und es wird ständig der Drang auslöst, die Toilette aufzusuchen. Obwohl eine Reizblase nicht gefährlich ist, stellt sie für den Betroffenen eine große Belastung dar.

Eine ebenso starke Beeinträchtigung kann eine Blasenentleerungsstörung sein, bei der es der Blase nicht möglich ist, den gesamten Urin auszuscheiden. Die Medizin spricht hier von einem so genannten Harnverhalt, was soviel bedeutet, dass immer etwas Restharn in der Blase verbleibt. Diese Art der Blasenfunktionsstörung ist schwerwiegender als die Reizblase, da der zurückgebliebene Harn einen Nährboden für viele Arten von Bakterien darstellt. Sehr häufig stellen sich als Folge davon schmerzhafte Harnwegsinfektionen ein. Bakterielle Blasenentzündungen führen nach Meinung der Medizin häufig zu einer verstärkten Muskelanspannung in den Beinen.

Mit dem Begriff der Inkontinenz wird die Unfähigkeit beschrieben, den Harn zu halten. Als Ursache dafür kommen hauptsächlich ein geschwächter Schließmuskel und die so genannte Überlaufblase in Frage. Bei dieser besonderen Form der Inkontinenz bleiben (mitunter nicht unerhebliche) Reste des Harns in der Blase zurück. Diese werden dann unwillentlich abgegeben – 'die Blase läuft über'.

Doch so störend und lästig Blasenfunktionsstörungen auch sein können, so sind sie dennoch auf verschiedene Weise gut behandelbar, indem beispielsweise bestimmte Medikamente eingesetzt werden oder gezieltes Blasentraining erfolgt. Wichtig ist allerdings, dass diese Art der Störung rechtzeitig behandelt wird, da sich sonst eine chronische Harnwegsinfektion entwickeln kann.

Bei der Reizblase muss erreicht werden, dass die Blasenentleerung vom Harndrang abgekoppelt ist. Eine Übung, um dies zu erreichen, könnte darin bestehen, dass man nur zu bestimmten festgelegten Zeiten (am besten ohne Harndrang) die Toilette aufsucht. Die Abstände zwischen den Besuchen der Toilette werden dabei immer größer.

Eine weitere Möglichkeit besteht darin, die beste Art der Blasenentleerung zu üben. Schon eine korrekte Haltung ist dabei nicht zu unterschätzen. Die weit verbreitete Haltung beim Wasserlassen (eine geduckte Sitzposition) ist nun allerdings denkbar ungünstig. Sinnvoller ist eine aufrechte Sitzhaltung - in dieser Position kann die Blase leichter vollständig entleert werden. Als hilfreich und angenehm wird oft auch ein rhythmisches Klopfen auf den Bauch oberhalb des Schambeins empfunden.

Auch das Beckenbodentraining ist gut zur Behandlung von Blasenfunktionsstörungen geeignet, das darauf abzielt, die Muskulatur des Beckenbodens zu stärken. Diese Art des Trainings hat sich bei allen Arten der Blasenfunktionsstörung bewährt und kann auch helfen, stressbedingter Inkontinenz (als Folge einer erschlafften Blase) entgegenzuwirken. Am besten ist es, das Beckenbodentraining unter fachlicher Anleitung eines Physiotherapeuten zu erlernen. Sobald man mit den Übungen vertraut ist, kann man sie ohne Probleme in den Tagesablauf einbauen. Wichtig ist hierbei, die Übungen regelmäßig und kontinuierlich auszuführen. Wie bei jedem Muskeltraining, bringt auch hier nur kontinuierliches Üben den gewünschten Erfolg.

Wichtig ist es außerdem, ausreichend zu trinken. Das mag paradox klingen, aber es ist erwiesen, dass Blasenprobleme sich verschlimmern, wenn zu wenig getrunken wird. So ist es von entscheidender Bedeutung, dass die Blase durch eine ausreichende Zufuhr (2-3 Liter pro Tag) von geeigneter Flüssigkeit regelmäßig durchgespült wird. Geeignet sind vor allem stilles Wasser und Kräutertees, während Alkohol oder Kaffee die Blase zusätzlich reizen. Durch eine regelmäßige Durchspülung wird sichergestellt, dass sich Bakterien nicht in der Blase vermehren können.

Da die Blase sehr sensibel auf Verkühlung reagiert, ist es wichtig, dass sie immer warm gehalten wird. Für den Winter bedeutet das warme Unterwäsche und warme Socken. Nasse Kleidung sollte so schnell wie möglich gewechselt und kalte Untergründe gemieden werden.

Sprech- und Schluckstörungen

Im weiteren Verlauf der MS können Schluck- und Sprechstörungen auftreten. Die Sprechstörungen können sich dahingehend äußern, dass der Betroffene Probleme mit der Betonung, der Lautstärke und den Tonhöhen hat. Er wird dann von seiner Umgebung entweder nur schwer verstanden oder überhaupt nicht.

Sprechstörungen gehören zu den Symptomen, die die Kommunikation und das Zusammenleben mit anderen Menschen beeinträchtigen. Bei einer starken Ausprägung sind MS-Patienten aus Scham dazu geneigt, sich vom gesellschaftlichen Leben zurückzuziehen.

MS-bedingte Sprechstörungen werden durch Beeinträchtigungen der Sprechmuskulatur ausgelöst, indem Schädigungen der nervalen Sprachmotorik im Kleinhirn eingetreten sind. Die Medizin spricht hier von einer Dysarthrie. Dieses Symptom zeigt sich meist in Kombination mit anderen Symptomen der Multiplen Sklerose, beispielsweise Koordinationsstörungen und Tremor.
Sprechstörungen treten in unterschiedlichen Ausprägungen auf und mit verschiedenen Symptomen wie einer undeutlichen Artikulation, ausgeprägten Pausen beim Sprechen, Unregelmäßigkeiten im Sprechtempo und der Sprechlautstärke, Veränderungen in der Qualität der Stimme (die Stimme klingt dann undeutlicher, rauer, gepresster, verwaschen, abgehackt, nasaler etc), die Sprechmelodie wird monoton, die Sprache ist nicht mehr so flüssig, und auch die Atmung wird beeinträchtigt. Inwieweit die Sprachstörung die Kommunikationsfähigkeit beeinträchtigen, hängt von ihrer Ausprägung ab.

Auch Schluckbeschwerden sind ein häufig auftretendes Symptom bei einer MS-Erkrankung. Die Ärzte sprechen hier von einer Dysphagie. Diese Funktionsstörung zeigt sich in immer häufiger auftretendem Husten, der nach der Aufnahme von Flüssigkeit auftritt. Auch ein häufiges Verschlucken, vor allem bei krümeliger Nahrung, kann auf Schluckbeschwerden hindeuten.

Zu den weiteren Symptomen zählen vermehrtes Räuspern, das Gefühl, einen Fremdkörper im Hals zu haben („Kloß im Hals"), ein häufig auftretendes Sich-Verschlucken an Getränken, Nahrungsmitteln oder Speichel und das Gefühl, die Nahrung nicht richtig herunterschlucken zu können. Zudem besteht eine erhöhte Gefahr einer Lungenentzündung, indem Bestandteile der Speisen oder Flüssigkeiten in die Lunge geraten und dort Entzündungen auslösen können.

Schluckbeschwerden können zu sehr peinlichen Situationen führen, indem eingenommene Nahrungsmittel durch Mund und Nase wieder abgegeben werden. Dies ist den Betroffenen verständlicherweise äußerst unangenehm und auch ein häufiger Grund, soziale Kontakte zu meiden.

Bei sehr beeinträchtigenden Sprach- und Schluckstörungen ist es sinnvoll, sich durch einen Sprachtherapeuten (Logopäden) Hilfe geben zu lassen. Während der Therapie werden langsames, betontes Sprechen und schwierige Laute geübt. Dabei wird auch die Sprachmuskulatur trainiert. Dem Patienten werden verschiedene Techniken vermittelt, die ihm helfen können, das Sprachtempo, die Artikulation und die Betonung mit Pausen zu koordinieren und regulieren.

Der Patient sollte auch versuchen, bewusst auf die eigene Art des Sprechens zu achten. Ein Diktiergerät oder ähnliches kann bei der Überprüfung helfen, ob eine Veränderung vorliegt. Es hat sich zudem herausgestellt, dass tägliches lautes Vorlesen eines Textes (15 bis 30 Minuten genügen) helfen kann, die Sprachmuskulatur zu trainieren und ihre Koordination zu verbessern.

Auch Schluckbeschwerden werden am besten durch einen Sprachtherapeuten behandelt. Diese Behandlung basiert auf Ernährungsempfehlungen, Training des Kauens und Schluckens und Arbeit an der Atmung. Doch auch die Kontrolle des Kopfes, Kiefers und Haltungstraining gehören zu dieser Behandlungsform.
Um Komplikationen zu vermeiden, sollten Betroffene auf folgende Punkte achten: Schnell aufeinander folgendes Schlucken sollte ebenso vermieden werden wie eine krumme Sitzhaltung bei der Nahrungsaufnahme. Die Nahrung sollte in möglichst kleinen Bissen aufgenommen und immer gut gekaut werden. Beim Trinken ist es wichtig, dass man nur kleine Schlucke zu sich nimmt.

Vermeiden Sie es auch, das Essen mit Flüssigkeit herunter zu spülen. Versuchen Sie, eher weiche und flüssige Speisen zu sich zu nehmen, denn das Schlucken fällt hiermit viel leichter. Versuchen Sie zudem herauszufinden, welche Nahrungsmittel Ihnen Probleme bereiten. Streichen Sie diese von Ihrem Ernährungsplan, oder wählen Sie eine andere Art der Zubereitung.

Wählen Sie im Restaurant oder Café am besten Speisen, die Ihnen bekannt sind und von denen Sie wissen, dass Sie gut mit ihnen zurechtkommen. Das senkt das Stressniveau und die Gefahr des Sich-Verschluckens oder Hustens.

Schmerzen

Galt das Auftreten von Schmerzen bei der MS noch bis vor wenigen Jahren als eher selten, so weiß man heute, dass Schmerzen sogar zu einem der Hauptprobleme vieler Patienten gehören. Im Verlauf der Krankheit erfahren ca. zwei Drittel der Patienten Schmerzen.

Die Schmerzen können unterschiedlich stark und lang auftreten, mitunter heftig kurz (blitzartige Nervenschmerzen), aber auch chronisch wie beispielsweise bei Rücken- und Muskelschmerzen. Bei vielen Patienten rücken die Schmerzen stark in den Mittelpunkt des Krankheitsgeschehens und überlagern andere Symptome.

Die Behandlung der Schmerzen gestaltet sich häufig als schwierig, zumindest gibt es kein Patentrezept, das für alle Betroffenen gleichermaßen Erfolg versprechen könnte. Ziel einer jeden Schmerzbehandlung sollte es sein, das Auftreten der Schmerzen weitestgehend zu verhindern. Und wenn schon kein schmerzfreies Leben erreicht werden kann, so sollte zumindest eine Schmerzreduzierung erfolgen, um den Umgang mit der Krankheit zu erleichtern und eine bessere Lebensqualität zu ermöglichen.
Im Allgemeinen richtet sich eine medikamentöse Schmerzbehandlung nach der folgenden 3-Stufen-Therapie der WHO:

1. Entzündungshemmende Medikamente:

Zu Beginn der Erkrankung versuchen viele Betroffene durch eigenes Herumprobieren mit frei verkäuflichen Schmerzmedikamenten, ihre Symptome zu lindern. Besonders wenn die Schmerzen zunächst nur gelegentlich auftreten, greift man zu bekannten Präparaten wie beispielsweise auf Acetylsalicylsäure basierenden Medikamente (Aspirin) oder Ibuprofen, das zur Gruppe der nichtsteroidalen Antirheumatika (NSAR) gehört und bei einer Dosierung bis zu 400 mg pro Tablette nicht verschreibungspflichtig ist.

Je nach Präparat ist eine mehrmalige Einnahme pro Tag notwendig, weil nach einigen Stunden die Wirksamkeit nachlässt. Möglich ist auch, dass diese herkömmlichen Schmerzmittel kaum oder gar keine Wirkung zeigen. Leider ist dies bei neuro-pathologischen Schmerzen keine Seltenheit.

2. Milde Opiate

Wenn Präparate der Stufe 1 nur unzureichende Ergebnisse zeigen, kommen Substanzen der Stufe 2 zum Einsatz.

Es handelt sich hierbei um eine Wirkstoffgruppe, die ähnlich den Morphinen eine starke schmerzstillende Wirkung zeigen, wenngleich sie nicht so schmerzstillend wirken wie die starken Opiate. Zu dieser Medikamentengruppe gehören Wirkstoffe wie Codein, Naloxon und Tramadol.

3. Starke Opiate

Sehr extreme Schmerzen lassen sich oftmals nur durch den Einsatz von stark wirksamen Opiaten behandeln. Aber erst wenn die Maßnahmen der Stufen 1 und 2 erfolglos bleiben, sollte der Einsatz dieser Opiate in Betracht kommen. Als bekannteste Substanz dieser Gruppe gilt das Morphin. Die Wirksamkeit dieser stark wirksamen Opiate wird darauf zurückgeführt, dass sie im Gehirn und Rückenmark schmerzhemmend wirken.

Auch eine Kombinationstherapie, die aus einem Opiat und einem Dopaminagonisten besteht, kann wirksam sein. Dies wird darauf zurückgeführt, dass an verschiedenen Körperstellen eine Schmerzhemmung erreicht wird. Die Kombinationstherapie hat schließlich den überzeugenden Vorteil, dass die Dosierung beider Medikamente geringer gewählt werden kann, was zu einer Reduzierung von Nebenwirkungen führen soll.

Begleitende Medikamente

Da eine Schmerzbehandlung nicht immer von Erfolg gekrönt ist, kommt es bei einigen Patienten auf allen Stufen der Schmerzbehandlung auch zum Einsatz von Medikamenten, die eigentlich zur Therapie von Depressionen oder Krampfleiden verwendet werden. Dies sind Medikamente wie Antidepressiva, Neuroleptika, Psychopharmaka und Antiepileptika. Da viele dieser Präparate über eine eigene schmerzhemmende Wirkung verfügen und verhindern, dass die Schmerzsignale im Körper weitergeleitet werden, eignen sie sich häufig zur Kombination mit den Schmerzmedikamenten.

Neben der Schmerzreduzierung ermöglichen Antidepressiva häufig auch einen besseren Umgang mit der Krankheit und führen dazu, dass die Patienten ihre krankheitsbedingte Situation besser ertragen können.

Biologisch gesehen sind Schmerzen und Depressionen durchaus vergleichbar. Es kommt bei beiden Erkrankungen zu einem Ungleichgewicht von Botenstoffen, welches wieder ausbalanciert werden will. Da die Nerven nicht mehr selber dazu in der Lage sind, führt man die fehlende Substanz oder den Stoff, der nicht ausreichend synthetisiert wird, von außen in Form von Medikamenten zu.

Auch durch einige Maßnahmen der Naturheilkunde kann häufig eine wirksame Schmerzlinderung erzielt werden. Dabei werden diese Methoden oftmals als Begleitmaßnahmen zu den schulmedizinischen Therapien eingesetzt, was im Laufe der Zeit zu einer Reduzierung der chemisch basierten Schmerzmittel führen kann.

Eine erfolgreiche Schmerztherapie ist stets eine große Herausforderung für den behandelnden Arzt und seinen Patienten. Und da jedes Krankheitsbild der MS äußerst individuell zu betrachten ist, gibt es kein Allheilmittel, das bei allen betroffenen Patienten gleichsam wirkt.

Häufig ist es tatsächlich ein Ausprobieren und vorsichtiges Herantasten an das individuell verträglichste Medikament, die nötige Dosierung und sinnvolle Kombinationsmöglichkeiten. Nur so kann herausgefunden werden, welches Medikament am wirksamsten und nebenwirkungsärmsten ist. Dabei wird dem Patienten oftmals viel Geduld abverlangt, weil das Erproben verschiedener Medikamente und Therapien mitunter sehr langwierig sein kann.

Eine intensive Mitwirkung des Patienten ist unerlässlich, denn der behandelnde Arzt ist auf dessen Informationen angewiesen, um korrigierende Maßnahmen ergreifen zu können.

Trigeminusneuralgie

Die Trigeminusneuralgie tritt als alleinstehende Erkrankung, aber auch in Kombination mit anderen Krankheiten wie z. B. der MS, auf. Bei MS-Patienten entsteht sie ca. 300 mal häufiger als bei Menschen, die nicht an MS erkrankt sind.

Das hauptsächliche Symptom einer Trigeminusneuralgie ist ohne Zweifel der Schmerz. Er wird durch eine Schädigung der Gesichtsnerven hervorgerufen und ist stets auf eine Gesichtshälfte beschränkt. Betroffen sind dabei zumeist der Ober- und Unterkiefer sowie der Mund. Da der Schmerz jedoch ausstrahlt, treten auch Schmerzen im Kinn und auf der Wange auf.

Die Trigeminusattacke tritt völlig unvermittelt und mit großer Intensität auf. So sind die Schmerzen völlig unberechenbar, niemals lässt sich voraussehen, wann und in welcher Dimension sie wieder auftreten. Dabei nimmt die Angst mit jeder weiteren Attacke zu. Man wird regelrecht panisch, weil andauernd diese unsichtbare Angst über einem schwebt, dass jederzeit und in jeder Situation ein neuer Anfall eintreten kann.

Durch die Attacken sind viele Betroffene kurzfristig nicht in der Lage, zu sprechen oder zu essen. Und selbst wenn das Essen wieder möglich wird, dann ist da ständig diese Angst: Wird durch das Essen eine erneute Attacke ausgelöst?

Die Auslöser der Attacken sind nämlich sehr vielfältig und lassen sich nicht immer zweifelsfrei identifizieren. Mal kann es ein banaler kalter Luftzug sein, den andere Menschen überhaupt nicht wahrnehmen. Mal kann es auch das Zähneputzen sein, das Kauen oder das Gesichtwaschen mit kaltem Wasser. Die Gefahren lauern also jederzeit und überall.

Im Allgemeinen wird eine Trigeminusneuralgie medikamentös behandelt. Wenn diese Art der Behandlung jedoch nicht in gewünschter Weise anschlägt oder untragbare Nebenwirkungen zeigt, können noch andere Behandlungsmöglichkeiten in Betracht kommen. Häufig ist es ein umfangreiches und langwieriges Ausprobieren von verschiedenen Behandlungsmethoden. Und wenn zeitweilig die eine Therapie anschlägt, kann sie sich nach wenigen Wochen schon wieder als wirkungslos erweisen. Es ist eine ständige Suche nach dem bestmöglichen individuellen Behandlungskonzept.
Mittlerweile kommen immer öfter Verfahren aus der Naturheilkunde in Betracht. Und immer mehr wird hier das Thema der Schwermetallbelastungen mit einbezogen. Schon manchem leidgeprüften Trigeminuspatienten konnte durch eine fachgerechte Behandlung eines Umweltmediziners und der Entfernung von Zahnmetallen zu einem beschwerdefreien Leben verholfen werden.

Depressionen

Es wird zwar nicht viel darüber gesprochen, aber Depressionen sind bei MS-Patienten weit verbreitet. So führt häufig nicht nur die MS selbst zu einer deutlichen Minderung der Lebensqualität, sondern die Depressionen können alle anderen Symptome überdecken.

Warum die Depressionen so gehäuft (ca. 70 % der MS-Patienten) auftreten, dafür gibt es unterschiedliche Gründe. Anfangs ist es oft der Schock der Diagnose, der eine Depression auslösen kann. Eine Depression, die unmittelbar nach der Diagnose entsteht, kommt häufig vor. Es ist verständlich, dass hier Schock und Angst sehr nahe beieinander liegen. Im ersten Moment steht die Welt auf dem Kopf. Wie soll es weitergehen? Was wird aus mir? Viele beängstigende Fragen kreisen durch den Kopf. Eine große Traurigkeit macht sich breit. Wenn keine Menschen da sind, denen man sich anvertrauen will oder kann, dann nehmen die Ängste und Sorgen schnell Überhand.

Viele Menschen reagieren auf das Wissen, an einer chronischen Krankheit zu leiden, mit einer (reaktiven) Depression. Diese hält in der Regel nur einen bestimmten Zeitraum an und vergeht dann wieder. Mit neu auftretenden oder sich verstärkenden Symptomen der Erkrankung können aber auch die Depressionen zurückkehren.

Jede chronische Krankheit, also auch MS, kann das Selbstbild des betroffenen Menschen in Frage stellen. Nichts ist mehr so wie es war, und es stellen sich oft Fragen nach der eigenen Wertigkeit. Lebensziele und die Lebensplanung müssen komplett umgestellt werden, und auch die eigenen Stärken und Schwächen gilt es, neu zu definieren.

Die reduzierte Leistungsfähigkeit, die eingeschränkte Mobilität, das Angewiesensein auf die Hilfe anderer Menschen und die ständige Müdigkeit können auf Dauer sehr zermürbend wirken und die Psyche stark belasten. Häufig treten die Depressionen auch aufgrund der chronischen Schmerzen auf, wenn diese durch verschiedene Therapiemaßnahmen nicht in den Griff zu bekommen sind.

Hatte man zu Beginn der Erkrankung wahrscheinlich noch die große Hoffnung, dass sich der Gesundheitszustand im Laufe der Zeit verbessern würde, so läuft man Gefahr, spätestens dann in eine depressive Phase zu geraten, wenn kein Fortschritt der Gesundung mehr festzustellen ist. Auch eine Verschlimmerung des Zustandes in Form eines Schubs kann diesen Effekt auslösen.

Die in diesem Zusammenhang auftretende Depression kann den gesamten Lebensbereich betreffen und das Privatleben, als auch den Arbeitsplatz stark beeinträchtigen. Das stetige Gefühl von Traurigkeit, innerer Leere, Verzweiflung und Zukunftsangst sind typische Anzeichen, die im Zusammenhang mit einer Depression entstehen können.

Depressionen sind unliebsame und sehr schwerwiegende Begleiterscheinungen, die mit einer Multiplen Sklerose einhergehen können. Für sich genommen ist eine Depression schon eine sehr ernst zu nehmende und, je nach Ausprägung, auch eine schwerwiegende Erkrankung. In Kombination mit der MS kann eine Depression allerdings sehr fatal sein, und ohne therapeutische Hilfe kann sich ein Betroffener fast nie von selbst davon befreien. Die Depressionen zeigen sich für die Betroffenen wie ein schwarzer Tunnel, in den von außen niemand hineinsehen kann, aber an dessen Ende oftmals kaum Licht zu sehen ist.

Wird eine Depression nicht erkannt und adäquat therapiert, kann sie nicht nur Monate, sondern sogar Jahre lang andauern. Und genau dies ist ein großes Problem: Noch immer werden Depressionen sehr häufig nicht als solche erkannt.

Allgemein wird meistens angenommen, dass eine Depression ‚nur' die Gemütslage und das Wohlbefinden betrifft. Dies ist jedoch nur ein Teilaspekt einer Depression, denn auch das Schlafvermögen und Essverhalten werden beeinträchtigt. Man erkennt dies daran, dass Depressionen häufig mit gravierenden Schlafstörungen und Appetitverlust einhergehen.

Denn nicht nur die Gefühle und Gedanken verändern sich, sondern auch das Verhalten, das geprägt ist durch ständige Antriebslosigkeit und Abgeschlagenheit. Dies alles wird begleitet durch eine intensive Traurigkeit und eine innere Leere. Häufig sind die Depressionen kombiniert mit diversen anderen Symptomen wie unter anderem Erschöpfung, Kopfschmerzen, Verdauungsbeschwerden, Schlafstörungen und Ängstlichkeit. Alltägliche Dinge zu bewältigen, wird zu einer unvorstellbaren Herausforderung. Schon die einfachsten Tätigkeiten wie Putzen oder Aufräumen können zu anstrengend werden.

Als besonders depressionsgefährdet gelten MS-Betroffene, die noch relativ jung sind, im Arbeitsleben stehen und in ihrem Alter natürlich noch nicht mit schweren Erkrankungen gerechnet haben. Mit abnehmender Leistungsfähigkeit kommt irgendwann Panik auf, dass man mittelfristig seinen Beruf nicht mehr ausüben und sich seinen Lebensplan nicht erfüllen kann.

Oftmals fällt dem Umfeld die depressive Gemütslage wesentlich eher auf als dem Betroffenen selbst. Es gibt allerdings auch die umgekehrte Situation, in der die Betroffenen ihre Depression derart gut kaschieren können, dass das Umfeld überhaupt nichts davon mitbekommt und nicht einen Hauch einer Ahnung davon hat, dass eine bedrohliche Depression vorliegt.

Je länger eine Depression anhält, umso mehr läuft man Gefahr, sich sozial zurückzuziehen und am Ende sehr isoliert zu sein, was meistens zu einer Verstärkung der Depressionen führen kann. Aber die depressionsbedingte Erschöpfung und Kraftlosigkeit lassen es oftmals nicht zu, soziale Kontakte zu pflegen. Spätestens wenn man aufgrund der Depressionen auch noch den Arbeitsplatz verloren hat, ist die Gefahr der Vereinsamung riesig groß.

Es gibt mittlerweile eine große Auswahl an Therapiemöglichkeiten, um die Depressionen erfolgreich zu behandeln. Zu den gängigsten Methoden gehört die Psychotherapie in Kombination mit Medikamenten, die den Gefühlzustand stabilisieren. Bei der Psychotherapie geht es darum, Verhaltensregeln zu erlernen, die dabei helfen, die nächsten bedrohlichen Depressionshöllen besser zu überstehen oder besser noch: Erst gar nicht wieder so intensiv abzurutschen. Eine rechtzeitige seelische Betreuung kann bei vielen MS-Patienten zu einer besseren Akzeptanz der Erkrankung und einem milderen Krankheitsverlauf verhelfen. Wenn Sie das Gefühl von Hoffnungslosigkeit haben, sprechen Sie Ihren Arzt unbedingt darauf an.

Auch Sport ist eine sinnvolle Maßnahme, die Depressionen positiv zu beeinflussen. Wer es gesundheitlich bewältigen kann, sollte daher eine Mannschaftsportart in Erwägung ziehen wie z. B. Volleyball, Fußball, Tennis oder Wander- und Laufgruppen. Denn so bietet sich zugleich eine gute Möglichkeit, zusätzliche soziale Kontakte aufzubauen.

Insbesondere mit einer Kombination von Sport und einer Lichttherapie können gute Symptomverbesserungen erreicht werden.

Depressionen sind eine sehr ernst zu nehmende Erkrankung. Sie sind weder Einbildung, noch einfach schlechte Laune oder lästige Stimmungsschwankungen. Sie sind auch kein November-Blues oder ein ‚sich einfach hängen lassen'. Also es sind keine lapidaren Zustände, die sich von allein verflüchtigen würden. Eine Depression ist vielmehr eine oftmals völlig unterschätzte Krankheit, die den ganzen Körper betrifft und sich sozusagen noch auf die MS sattelt. Depressionen können schließlich sehr beängstigende Formen annehmen, bei denen sich ein erhöhtes Selbstmordrisiko entwickelt. Dies ist es, was die Depressionen so gefährlich macht.

Sexuelle Beeinträchtigungen

Multiple Sklerose kann auch auf die sexuelle Aktivität Auswirkungen haben, die sich in Erektionsstörungen, vermindertem Lustempfinden, Blockaden oder anderen, körperlichen Störungen der Geschlechtsorgane bei Mann und Frau ausdrücken. Auch die psychische Belastung spielt hier eine Rolle. Gerade bei Depressionen, die durch die Diagnose der MS für den Betroffenen entstehen, kann das Liebesleben eine untergeordnete Stellung einnehmen. Eine Partnerschaft mit einem Menschen, der an MS erkrankt ist, erfordert Wissen, Verständnis, Einfühlungsvermögen, aber auch viel Kommunikation. Ist die Krankheit belastend und wird nicht über die Partnerprobleme gesprochen, dann wirkt sich das genauso auf die Sexualität aus.

Das ist umso schwieriger, weil die Bereiche der Sexualität und der Kinderbzw. Familienplanung in Mitleidenschaft gezogen werden. Gerade im Bereich der Sexualität ist die Reaktion des Partners von entscheidender Bedeutung, da es aufgrund der Schädigung von Nervenbahnen oft zu sexuellen Funktionsstörungen kommt. Typisch sind eine verminderte Gefühls- und Orgasmusfähigkeit sowie Erektions- und Ejakulationsstörungen. Auch Überempfindlichkeiten von Vagina und Klitoris oder eine trockene Vagina sind nicht selten. Ebenso können schmerzhafte Muskelverspannungen und die verstärkte Müdigkeit das Lustempfinden deutlich mindern. Hinzu kommt, dass einige Medikamente als Nebenwirkung das sexuelle Verlangen herabsetzen.

Bewegungsstörungen und Tremor

Bei einer MS-Erkrankung gehören Bewegungsstörungen zu den kennzeichnenden Symptomen. Dazu zählen Schwanken, Taumeln, Schwindel, Gleichgewichtsstörungen oder das Hängenbleiben an Kanten, Stufen, Teppichböden. Diese Erscheinungen werden als Ataxien bezeichnet und sind sehr typisch für die Multiple Sklerose.

Im Anfangsstadium werden die Symptome nicht immer gleich als solche erkannt, da sie auch auf andere Krankheiten hindeuten können. Vielfach nimmt der Betroffene auch gar nicht richtig wahr, dass es sich um eine Bewegungsstörung handelt. Wenn er zum Beispiel am Teppich hängen bleibt, weil sich der Fuß nicht automatisch hebt (Fussheberparese), dann denkt er zunächst vielleicht noch an ein harmloses und grundloses Stolpern.

Eine weitere Symptomatik der MS ist der so genannte Tremor. So wird das Zittern von Körperteilen oder auch dem ganzen Körper bezeichnet. Es kann an Händen, Armen, Beinen, Füßen, am Kopf oder über den Körper verteilt auftreten.
Auch gesunde Menschen haben einen Tremor. Dieser wird als normaler oder physiologischer Tremor bezeichnet. Wenn wir zum Beispiel etwas für längere Zeit in der ausgestreckten Hand halten, kann es zu einer leichten Zitterbewegung kommen. Diese Zitterbewegung kann so gering sein, dass wir sie mit dem bloßen Auge nicht wahrnehmen. Daneben kennen wir auch das Zittern der Hände, wenn wir aufgeregt oder angespannt sind. Auch das ist eine natürliche Erscheinung. Im Alter kann das Zittern der Hände und Arme zunehmen, ebenso wie bei einem Entzug von Drogen. Auch ein Zuviel an Koffein kann Zittern auslösen. Daneben unterscheidet die Medizin zahlreiche Arten von Tremor, die aufgrund von Krankheiten, wie zum Beispiel Parkinson, aber auch durch Medikamente oder andere Einflüsse hervorgerufen werden.

Bei der MS werden häufig der Aktionstremor und der Kinetische Tremor beobachtet. Wenn Muskeln im Körper bewusst oder unbewusst aktiviert werden, ist ein auftretendes Zittern als Aktionstremor zu werten. Der Kinetische Tremor betrifft vor allen Dingen zielgerichtete Bewegungen. Beispiele hierfür sind das Schreiben, Rasieren, Zuknöpfen oder das Aufheben von Gegenständen. Tremor ist für den MS Patienten sehr unangenehm und schränkt die Bewegungsfähigkeit ein. Da das Zittern plötzlich und unerwartet auftreten kann und auch unterschiedlich lang anhält, ist es für den MS Patienten sehr beeinträchtigend. Zudem kommt eine Scham, dass das Zittern vor anderen Menschen auftritt.

Die Behandlung von Bewegungsstörungen und Tremor ist sehr schwierig. Es werden unterschiedliche Medikamente eingesetzt, die in erster Linie auf den Tremor zielen, aber in ihrer Wirkung noch nicht hundertprozentig zufriedenstellend sind. Mehr Erfolg hingegen zeigen Bewegungs- und Physiotherapie und die Kühlung der betroffenen Gliedmaßen. Ruhe und die Vermeidung von Aufregung und Stress sind ebenfalls von großer Bedeutung.

Überlastung und Anspannung können ihrerseits auch ein Zittern auslösen, sodass Entspannungsverfahren wie autogenes Training, Progressive Muskelentspannung nach Jacobson oder Yoga zur Symptomlinderung eingesetzt werden.

Muskelschwäche und Spastik

Wenn das Gehen mühsam wird, die Beine schnell müde und schwer werden, dann kann dies auch ein frühes Anzeichen für die Multiple Sklerose sein. Die Kraftlosigkeit zählt zu den ersten Symptomen, mit denen sich eine MS ankündigt. Sie tritt bei fast der Hälfte der Patienten in Erscheinung und ist damit sehr weit verbreitet.

Die Kraftminderung, von der meistens die Beine betroffen sind, kann sich auch in Lähmungserscheinungen äußern. Auch Kleinigkeiten, wie Stolpern oder das Hängen bleiben an Gegenständen, Stufen und Ähnlichem, sind hier deutliche Hinweise.

Unsere Muskeln sind dafür verantwortlich, dass wir die Kraft haben, etwas zu heben, zu halten, Bewegungen zu koordinieren und generell Bewegungen überhaupt auszuführen. Das Anheben von Beinen und Armen, das Aufnehmen von Gegenständen, das Gehen, das Laufen, das Stehen, für all diese Aktivitäten brauchen wir Muskeln. Und auch für Lachen, Weinen, Sprechen und viele unbewusste Körperbewegungen sind unsere Muskeln unerlässlich.

Auch wenn sie nicht wie bei einem Bodybuilder gestählt sein müssen, so ist es dennoch wichtig, dass sie so weit ausgebildet sind, dass sie ihre Funktionen erfüllen können. Wenn die Muskulatur wie bei einer Entzündung aufgrund von MS schwach oder verkrampft ist, dann wird auch die Bewegung eingeschränkt. Die Muskelschwäche kann sich in vereinzelten Lähmungen von Körperteilen zeigen, die wieder zurückgehen und verschwinden, bei einem schweren Verlauf können diese Lähmungen auch bleibend sein.

Bei spastischen Erscheinungen spricht man von Verkrampfungen der Muskulatur. Jeder von uns hat sicher schon einmal einen Muskelkrampf gehabt und kann nachvollziehen, wie sich das anfühlt. Es ist ein Gefühl, als wäre das betreffende Körperteil eingeschlafen, es kann auch mit einem starken Kribbeln einhergehen, oftmals entsteht in solchen Momenten auch das Gefühl, keine

Kontrolle mehr über das Körperteil zu haben. Spastik ist bei MS eines der häufigsten Symptome, die auftreten können.

Muskelschwäche und Spastik können sich bei Erkrankten ganz unterschiedlich zeigen und auswirken. Die Erscheinungsformen sind vielfältig. Das Versagen einer Funktion, wie zum Beispiel das automatische Heben des Fußes, um eine Treppenstufe zu nehmen, tritt ebenso auf, wie eine spontane Lähmung. Umknicken, Probleme beim Schreiben oder anderen feinmotorischen Tätigkeiten und Schweregefühle in den Gliedmaßen treten auf.

Während die Spastik meist mit Lähmungen einhergeht, kann auch sie unterschiedliche Verlaufsformen haben. Bei Patienten, bei denen sich die MS in erster Linie durch die Schübe zeigt, werden Lähmungen seltener beobachtet. Am stärksten betroffen sind die Beine. Je nachdem, wie sich die Krankheit entwickelt, können die Lähmungen auch stärker werden und sind nicht mehr nur auf Schübe begrenzt. Diese Entwicklung kann über eine Dauer von Jahren und Jahrzehnten gehen, es ist aber auch möglich, dass die Lähmungen schon nach einigen Monaten oder Jahren eintreten, so dass der Patient auf fremde Hilfe angewiesen ist.

Doch ganz unvorbereitet trifft es den Erkrankten nicht. Es gibt Anzeichen für die Verschlimmerung des Zustands. Dazu gehören die so genannten Streck- und Beugespasmen. Man spricht von Streckspasmen, wenn sich die Muskeln, die für die Streckung von Körperteilen zuständig sind, plötzlich verkrampfen und es zu Bewegungen kommt, die der Patient nicht willkürlich auslöst. Dadurch ist dann das Beugen der betreffenden Körperteile kaum oder gar nicht möglich. Diese Streckspasmen können ohne Reiz eintreten, aber auch Husten oder Niesen können solche Spasmen auslösen. Besonders in der Nacht treten Streckspasmen auf.

Das Gegenteil von den Streckspasmen sind die Beugespasmen. Das kann man sich als Laie so vorstellen, als wenn man plötzlich unverhofft einen leichten Schlag in die Kniekehle versetzt bekommt, und sich die Beine automatisch beugen. Diese Beugespasmen entstehen durch verkürzte Muskeln und betreffen meistens die Hüft- und Kniegelenke. Die Beugespasmen können spontan auftreten, werden aber auch durch Reize ausgelöst. Die Beugespasmen sind in der Praxis gefährlicher, als die Streckspasmen, da sie dauerhaft zu einer Beugehaltung führen können.

Gleichgewichts- und Bewegungsstörungen

Gleichgewichtsstörungen treten ebenfalls bei MS auf. Das Wanken, nicht mehr geradeaus gehen können und Schwanken sind sehr typische Anzeichen, die allerdings erst im weiteren Verlauf der Krankheit auftreten. Nach außen hin wirken diese Symptome, als wäre der Mensch betrunken. Schwindel, Konzentrationsmangel und die Einschränkung der motorischen Fähigkeiten kennzeichnen diese Veränderungen. Bewegungsstörungen treten auf, und einfache Dinge, die mit den Händen ausgeführt werden, zum Beispiel das Schreiben, werden zunehmend schwieriger. Für die Gleichgewichtsstörungen können Entzündungsherde im Kleinhirn, Rückenmark oder an anderen relevanten Stellen verantwortlich sein.

Kognitive Probleme

Unter der Begrifflichkeit der kognitiven Störungen werden Beeinträchtigungen der geistigen Leistungsfähigkeit zusammengefasst. Es handelt sich hierbei beispielsweise um eine Minderung der Aufmerksamkeit, um Störungen der Konzentration, erhöhte Vergesslichkeit und ähnliche Funktionsstörungen oder -ausfälle.

Es ist bekannt, dass etwa jeder zweite MS-Patient im Verlaufe seiner Erkrankung eine Form der kognitiven Beeinträchtigung erfährt. Diese Funktionsstörungen werden nicht zuletzt deswegen vom Patienten als sehr belastend empfunden, weil sich keine äußeren Zeichen für eine derartige Störung festmachen lassen. Verwandte und Freunde bringen beispielsweise eine auftretende Vergesslichkeit nicht mit der Krankheit in Verbindung, sondern schreiben sie dem Desinteresse oder der Absicht des Patienten zu.

Störungen im Bereich der Aufmerksamkeit und der Konzentration zeigen sich in der Regel nur unter Stress oder bei komplexen, schwierigen Aufgaben. Die Konzentration auf mehr als eine Tätigkeit fällt schwer. Doch gerade diese Art der Mehrfachbelastung findet sich im Alltagsleben nicht eben selten: In Beruf und Haushalt ist das eher die Regel als die Ausnahme. Oftmals zeigt sich auch eine Verlangsamung in der Verarbeitung neuer Informationen.

Gedächtnisstörungen können verschiedene Teilgebiete des Gedächtnisses beeinträchtigen. Auffällig ist, dass das sogenannte prozedurale Gedächtnis, also jener Gedächtnisteil, der den Ablauf von Handlungen (wie etwas gemacht wird) gespeichert hat, so gut wie nie in Mitleidenschaft gezogen wird.

Dagegen ist das so genannte semantische Gedächtnis, das für die Speicherung von Ereignissen und Erlebnissen, sowie von Worten und Dingen verantwortlich ist, recht häufig betroffen. Dabei kann es vor allem im Dritten der drei Teilabschnitte dieses Gedächtnisses (Wahrnehmung und Einordnung, Speicherung, Abruf) zu Beeinträchtigungen der Funktion kommen, d. h. der gewünschte Erinnerungsgegenstand kann nicht abgerufen werden. Besonders betroffen ist hierbei das Kurzzeitgedächtnis, das für die Speicherung von Informationen aus der jüngeren Vergangenheit verantwortlich ist. Mitunter ist auch das prospektive Gedächtnis betroffen, das die Aufgabe hat, zukünftig geplante Ereignisse, Verabredungen oder Verpflichtungen zu erinnern.

Probleme können sich auch darin zeigen, dass visuelle Informationen nur fehlerhaft verarbeitet werden oder sich Orientierungsstörungen zeigen. Diese äußern sich oft darin, dass der Betroffene sich in einer Stadt oder einem großen Gebäude nicht zurecht finden kann.

Wie die MS nicht bei jedem Betroffenen die gleichen körperlichen Symptome zeigt, können auch Art und Ausmaß der kognitiven Störungen bei den einzelnen Patienten sehr unterschiedlich sein. Es hat sich gezeigt, dass kein Zusammenhang besteht zwischen der Schwere der körperlichen Symptome und den kognitiven Ausfällen. So können die körperlichen Symptome beispielsweise sehr massiv auftreten, während der kognitive Bereich überhaupt nicht in Mitleidenschaft gezogen worden ist. Aber auch der umgekehrte Fall ist möglich.

Schlafstörungen

Das Krankheitsbild der MS ist durch viele unterschiedliche Symptome gekennzeichnet. Doch eines, wovon die meisten Patienten betroffen sind und das als eines der belastendsten Symptome überhaupt empfunden wird, ist die Schlaflosigkeit. Oft sind die Nächte durch Durchschlafstörungen gekennzeichnet, die zu mehrmaligem Aufwachen führen. Insbesondere die Tiefschlafphase kann hierdurch massiv beeinträchtigt werden.

Oftmals werden Schlafstörungen einfach nur als ein lästiges Übel gesehen und nicht als eine Gefährdung der Gesundheit betrachtet. Dabei ist es wissenschaftlich längst nachgewiesen, dass es sich beim Schlaf nicht nur um einen einfachen Zustand einer Aktivitätsminderung handelt, sondern dass Schlaf für die Gesunderhaltung und Genesung des Körpers eine ganz wesentliche Rolle spielt.

Erholsamer Schlaf ist nicht nur wichtig, um am nächsten Tag wieder fit in den Alltag einsteigen zu können, sondern er ist eine wesentliche Voraussetzung, um gesund zu bleiben oder gesünder zu werden. Und ist der Schlaf gestört, so kann sich dies auf den Verlauf der MS ungünstig auswirken.

Ein ausgewogener Schlaf ist für den menschlichen Organismus eine biologische Notwendigkeit, um sich regenerieren zu können. Dies geschieht, indem verschiedene körperliche Programme während der Schlafphase in ihrer Aktivität reduziert werden wie z. B. die Atmung, der Herzschlag und die Muskelaktivität. Andere Funktionen und Organe fahren gerade während des Schlafens auf Hochtouren und entfalten während dieser Phase einen besonders aktiven Zustand. Hierzu zählen beispielsweise die Leber und das Hormonsystem.

Wer seine Schlafstörungen nicht ernst genug nimmt und sich nicht bemüht, diese zu lindern oder zu beseitigen, läuft Gefahr, sich langfristig gesundheitlich sehr zu schaden. Denn es ist nachgewiesen, dass durch eine unzureichende Schlafqualität häufiger Krankheiten auftreten, eine geringere Lebenserwartung besteht und das Immunsystem beeinträchtigt wird.

Somit können Schlafstörungen nicht nur zu einer kurzfristigen körperlichen und seelischen Belastung führen, die die Lebensqualität gravierend einschränkt. Sie können vielmehr auch ernsthafte gesundheitliche Folgeerscheinungen auslösen, weil der Körper durch den Schlafentzug aus seinem Gleichgewicht manövriert wird. Die hieraus resultierenden gesundheitlichen Folgeerscheinungen werden häufig unterschätzt und nicht mit dem Schlafmangel in Verbindung gebracht. Dabei sind Symptome wie Bluthochdruck, Magen-Darmstörungen und Kopfschmerzen nur einige der möglichen entstehenden Probleme.

Zu wenig Schlaf kann auch die Entstehung von Entzündungen begünstigen. Aber auch eine Schwächung des Immunsystems kann aufgrund von chronischem Schlafmangel auftreten. Denn insbesondere nachts arbeitet das Immunsystem auf Hochtouren. Es kommt zu einer vermehrten Ausschüttung von immunaktiven Stoffen, und der natürlichen Killerzellen, die zur Steigerung der Immunabwehr benötigt werden. Diese reduzierte Produktion führt schließlich dazu, dass der Körper stärker für Infektionen und Krankheiten anfällig wird und sich gegen viele eindringende Erreger kaum noch zur Wehr setzen kann. Eine unheilvolle Konstellation, wenn man an MS erkrankt ist.

Doch damit nicht genug, denn durch unzureichenden Schlaf wird auch das Nervensystem angegriffen. Schließlich ist der Schlaf die Zeit, in der normalerweise die Regeneration der Neuronen erfolgt. Dies sind die Bahnen, über welche die Steuerung von willkürlichen und unwillkürlichen motorischen Bewegungen vor sich geht. Als Folge kann der Körper schmerzempfindlicher werden, was auch mit Gefühlsstörungen in den Armen und Beinen einhergehen kann und somit zu einer Verschlimmerung der MS-Symptomatik führen kann.

Auch die Abgabe vieler Hormone, durch welche verschiedene Körperfunktionen reguliert werden, richtet sich am Schlafrhythmus aus. Besonders das in der Nebennierenrinde produzierte Stresshormon Cortisol wird in Mitleidenschaft gezogen. Bei zu wenig Schlaf erhöht sich der Cortisolspiegel dauerhaft, was den Körper in die Situation von Dauerstress führt. Dies wiederum hat zur Folge, dass der Blutzuckerspiegel ansteigt und damit auch gleichzeitig das Körpergewicht.

Darüber hinaus ist bekannt, dass ein starker Zusammenhang zwischen Schlafstörungen und Depressionen besteht. Schlafentzug führt zu innerer Unausgeglichenheit, Reizbarkeit, Konzentrationsproblemen sowie motorischen Störungen. Ein weiteres, vielfach unbekanntes Problem, ist die Gefahr, dass es aufgrund von Schlafmangel zu einer Insulinresistenz kommen kann, und die Entstehung von Diabetes begünstigt wird.

Die ungünstigen Einflüsse, die Schlafstörungen mit sich bringen können, ließen sich noch um weitere wichtige Aspekte ergänzen. Aber allein die hier beschriebenen Auswirkungen reichen schon aus, um die Notwendigkeit eines gesunden Schlafes zu verdeutlichen.

Und je länger die Schlafprobleme andauern, desto mehr wird dem Körper langfristig geschadet. Umso wichtiger ist es also, sich sofort nach dem Erkennen der Schlafprobleme um Lösungen zu bemühen, um weiteren möglichen Schaden abzuwenden.

Naheliegend ist es, zunächst die als am wahrscheinlichsten geltenden Ursachen der Schlafstörungen zu überprüfen. Bei vielen Patienten kommt es aufgrund von Medikamenteneinnahmen bezogen auf die MS zu den unerwünschten Schlafstörungen. Hier hilft ein Blick in den Beipackzettel. Wenn Schlafstörungen darin nicht als Nebenwirkung aufgeführt sind, kann es hilfreich sein, die Wirkung auszutesten, indem die Dosierung reduziert oder für wenige Nächte ganz auf die Medikamente verzichtet wird. Besprechen Sie dies aber unbedingt mit Ihrem behandelnden Arzt, und versuchen Sie es nicht in Eigenregie.

Da aber auch die MS-bedingten Schmerzzustände, Spastiken, der häufige Harndrang, Depressionen und unverträgliche Nahrungsmittel zu einem stetigen nächtlichen Aufwachen führen können, sollten Sie gemeinsam mit Ihrem Arzt nach Möglichkeiten suchen, diese nächtlichen Störfaktoren herauszufinden und zu lindern.

Greifen Sie allerdings nicht wahllos nach jeder sich bietenden Gelegenheit, indem Sie vorbehaltlos zu x-beliebigen Schlaftabletten greifen. Auch wenn die Einnahme von chemischen Substanzen oftmals verlockend klingt und schnell zu ununterbrochenem Schlaf verhelfen kann, so sollte sich jeder Anwender der Gefahr bewusst sein, der er sich mit einer langfristigen Einnahme aussetzt. Denn dass Schlafmittel zur Abhängigkeit führen können, und der Weg in die

Sucht dann nicht mehr weit ist, ist kein Geheimnis. Nicht selten ist der eigentliche Segen dieser einerseits hilfreichen Präparate irgendwann zum Fluch geworden.

Dies dürfte auch einer der wesentlichsten Gründe sein, warum viele Menschen nach alternativen Möglichkeiten suchen, um ihre Schlafprobleme in den Griff zu bekommen.

Also – gibt es sie denn nun, die Alternative zu chemischen Schlafmitteln?

Ja, grundsätzlich gesehen, gibt es sie. Aber auch Präparate natürlichen Ursprungs sind keine Wundermittel. Hinzu kommt, dass in bestimmten Fällen die Ursache der Schlafstörungen beseitigt werden muss, um wieder problemlos schlafen zu können. Denn wenn beispielsweise immer noch die Nahrungsmittel verzehrt werden, auf die man allergisch reagiert, erreicht man mit Schlafmitteln lediglich nur eine Symptomüberdeckung. Und da ist es egal, ob man hier über chemische oder natürliche Schlafmittel spricht.

In der Naturheilkunde gibt es ein großes Angebot an möglichen Präparaten und Therapien, die man zur Beseitigung von Schlafstörungen einsetzen kann. Bedenken Sie aber, dass es individuell sehr verschieden ist, ob die eine oder andere Methode für Sie die effektivere sein wird. Egal, für welche Sie sich letztendlich entscheiden: Sprechen Sie sich unbedingt mit Ihrem behandelnden Arzt ab.

Zu den Pflanzen, die schlaffördernd wirken, gehören unter anderem Kamille, Baldrian, Zitronenmelisse, Passionsblume, Lavendel und Johanniskraut. Obwohl diese Kräuter im Allgemeinen unbedenklich sind, können sie bei einigen Menschen allergische Reaktionen auslösen oder einen Einfluss auf die Wirksamkeit anderer Medikamente haben.

Auch die orthomolekulare Medizin verfügt über einige sehr nützliche Präparate zur Linderung von Schlafstörungen wie beispielsweise 5-HTP, Melatonin, Ornithin und Tryptophan.

Bedenken Sie, dass die Wirkung von pflanzlichen oder orthomolekularen Schlafmitteln nicht immer sofort einsetzt. Während Sie bei chemischen Präparaten in der Regel einen sofortigen Effekt verspüren, kann die Wirkung von natürlichen Substanzen möglicherweise erst nach einer mehrwöchigen konsequenten Einnahme einsetzen. Dies wiegt allerdings häufig die eventuellen Nebenwirkungen wie insbesondere die Gefahr von Abhängigkeit von chemischen Substanzen auf.

Weitere Informationen über Schlafstörungen erhalten Sie in meinem Buch ‚Endlich ohne Schlafstörungen'.

Die häufigsten Symptome im Überblick

- Taubheit oder Schwäche in einem oder mehreren Extremitäten, die üblicherweise eine Körperhälfte oder die untere Körperhälfte betreffen.

- Teilweiser oder kompletter Verlust der Sehkraft, der typischerweise nur ein Auge betrifft und häufig mit Schmerzen verbunden sind, die durch Augenbewegungen auftreten.

- Sehstörungen wie verschwommenes oder doppeltes Sehen, Schleier vor den Augen

- Müdigkeit (Fatigue) mit deutlich reduzierter Leistungsfähigkeit

- Schwindel und Gleichgewichtsstörungen

- Erhöhtes Schlaf- und Ruhebedürfnis

- Tremor, Gangunsicherheit und Koordinationsstörungen

- Sensibilitätsstörungen, Missempfindungen, Kribbeln oder Schmerzempfinden in einigen Körperbereichen, insbesondere in den Extremitäten (Ameisenlaufen)

- Elektroschock-Situationen, die bei bestimmten Kopfbewegungen entstehen.

- Gefühlsstörungen

- Schmerzen

- Trigeminusneuralgie

- Geschmacksstörungen

- Lähmungen in Armen und/oder Beinen

- Schluckprobleme

- Spastische Muskelverkrampfungen, die zu Gangunsicherheit, Beeinträchtigung der Bewegungsfähigkeit, Missempfindungen und Schmerzen führen

- Nervenschmerzen, die sich u. a. als Trigeminusneuralgie bemerkbar machen

- Schlafstörungen

- Tremor

- Stimmungsschwankungen bis hin zu Depressionen

- Antriebslosigkeit

- Sexuelle Beeinträchtigungen

- Sprechstörungen, die sich durch Artikulationsprobleme und erschwertes Sprechen äußern

- Blasenfunktionsstörungen wie Harnverlust, unkontrollierter Harndrang

- Beeinträchtigungen des Darms

- gestörtes Schweißverhalten (Sudomotorik)

- psychoseartige Krankheitsbilder

Was kann Schübe auslösen oder begünstigen?

Geradezu charakteristisch für die Multiple Sklerose ist das Fortschreiten der Erkrankung in Form immer wieder aufflackernder neuer Schübe. Von einem Schub spricht man, wenn neue oder altbekannte Symptome auftreten, die länger als 24 Stunden andauern, und wenn der letzte Schub mindestens einen Monat zurückliegt.

In welcher Form sich der akute Schub ankündigt, ist unterschiedlich, denn er kann ganz plötzlich innerhalb weniger Stunden ohne große Vorankündigung auftreten oder aber sich im Laufe mehrerer Tage entwickeln. Doch wie auch immer sich der Schub anmeldet – das Ergebnis ist letztendlich immer das gleiche, indem in dieser Phase die Krankheit ganz aktiv wird, und sich der körperliche Zustand dramatisch verschlechtern kann.

Dabei lässt sich niemals voraussagen, wie lange der Schub anhalten wird, denn er kann bereits nach einigen Tagen wieder abklingen, aber er kann auch mehrere Wochen andauern. Nach dem Schubende tritt in der Regel eine längere Ruhephase ein, während der sich die Erkrankung nicht weiter verschlechtert. Bei manchen Patienten macht sich die MS während der schubfreien Phasen kaum bemerkbar.

Während sich in der Anfangszeit der Erkrankung die schubbedingten Symptome meistens vollständig wieder zurückbilden (schubförmig remittierende MS), muss bei länger bestehender Erkrankung mit bleibenden

Schäden gerechnet werden. Nach einem Schubende bilden sich zwar viele Symptome zurück, aber einige werden chronisch, sodass sie auch in den Phasen außerhalb der Schübe vorhanden sind.

Wer von MS betroffen ist, stellt sich verständlicherweise immer wieder die Frage, was ist es, was die zermürbenden Schübe auslöst? Was ist es, wodurch der Körper immer wieder aus seinem Gleichgewicht gebracht wird, und man einige Tage oder sogar mehrere Wochen lang durch den Schub schachmatt gesetzt wird? Wüsste man den jeweiligen Auslöser, so hätte man etwas in der Hand, um erneuten Schüben entgegenwirken zu können. Aber kennt man die Ursache nicht, so bringt dies eine gewisse Unsicherheit und Unruhe mit sich.

Auch wenn es nach derzeitigem Wissensstand nicht möglich ist, Schübe grundsätzlich vermeiden zu können, so ist es dennoch hilfreich, einige Vorsichtsmaßnahmen zu ergreifen. Denn es gibt eine Reihe von Faktoren, die einen neuen Schub schneller auslösen oder begünstigen können.

Generell wird ein erneuter Schub durch neue Entzündungsherde im Zentralen Nervensystem ausgelöst. Das Risiko für einen erneuten Schub erhöht sich dabei durch bestimmte Triggerfaktoren ganz gravierend.
Zu diesen Triggern gehören unter anderem Stress und Überlastung. Wie auch schon für einen gesunden Menschen eine permanente Überforderung zum Problem werden kann, so wirkt sich diese bei MS-Patienten noch gravierender aus. Dabei macht es allerdings keinen Unterschied, ob es sich um psychische oder körperliche Belastungen handelt. Während es in belastungsintensiven Phasen zu einem gehäuften Ausbruch akuter Schübe kommen kann, sorgen psychisch erholsame Zeiten oftmals zu langen schubfreien Phasen.

Als oberste Prämisse sollte demnach gelten, dass man sich weniger zumutet, als dies noch vor der Erkrankung war. Eine wesentliche Grundlage ist es, mit seinen Kräften sorgfältig umzugehen und regelmäßige Ruhephasen einzulegen. Im Berufsleben kann die Umsetzung allerdings oft schwierig werden, denn je nach Anforderungen des Arbeitsplatzes wird man durch Zeit- und Termindruck durch den Alltag gejagt, und die gesetzlich vorgesehenen Arbeitspausen reichen bei einer MS-Erkrankung häufig nicht aus, um dem Körper die notwendigen Ruhephasen zukommen zu lassen. Aber bevor man schließlich schubbedingt mehrere Wochen arbeitsunfähig wird, ist es sicherlich sinnvoller, Stress und körperliche Anstrengungen zu vermeiden.

Darüber hinaus sollten auch psychische Belastungen reduziert werden, denn sie können für sich alleine auch einen Schub begünstigen. Wer Probleme in der Partnerschaft, am Arbeitsplatz oder mit der Familie hat, sollte sich damit auseinandersetzen und daran arbeiten. Und wenn man diese Probleme nicht allein bewältigen kann, sollten sich Betroffene möglicherweise durch eine professionelle Unterstützung helfen lassen.

Neben Stress, körperlicher Überanstrengung und psychischen Belastungen können aber auch Infektionen einen Schub begünstigen oder bestehende Beschwerden verschlimmern. Hierzu gehören sogar vergleichsweise banale Infektionen wie eine Erkältung, Magen-Darminfektion oder eine Halsentzündung, sodass während dieser Phase eine besondere Überwachung durch den Hausarzt oder Neurologen erfolgen sollte. Zwar muss durch eine Infektion nicht grundsätzlich ein erneuter Schub eintreten, aber die Wahrscheinlichkeit, dass dies geschieht, ist deutlich erhöht.

Schließlich können auch größere operative Eingriffe, Unfälle, manche Impfungen und Desensibilisierungstherapien aufgrund von Allergien Schübe auslösen oder verschlimmern. Während bei Frauen in der Schwangerschaft weniger oder auch überhaupt keine Schübe vorkommen, so häufen sie sich oftmals nach der Geburt. Man vermutet, dass dies unter anderem mit der Hormonumstellung zusammenhängt, zumal auch während der Wechseljahre vermehrt Schübe auftreten können.

Als ein besonderes Problem gilt bei vielen MS-Patienten eine erhöhte Körpertemperatur, die durch verschiedene Faktoren entstehen kann. Denn sobald die Temperatur des Körpers steigt, zeigt sich bei vielen MS-Betroffenen (80 %) nicht nur eine Verschlimmerung der bereits vorhandenen Symptome, sondern auch das Auslösen von Schüben wird begünstigt. Diese Erscheinung wird als Uhthoff-Phänomen bezeichnet.

Der deutsche Augenarzt Wilhelm Uhthoff (1823 – 1927) stellte dieses nach ihm benannte Phänomen erstmals 1890 bei einem seiner Patienten fest. Ihm war aufgefallen, dass es infolge einer erhöhten Körpertemperatur zu einer vorübergehenden Verschlechterung der Sehschärfe kam. Das Uhthoff-Phänomen ist nicht alleine auf die Multiple Sklerose beschränkt. In der Medizin bezeichnet es allgemein die Verschlechterung von Krankheitsbildern bei steigender Körpertemperatur, besonders unter Einwirkung von Hitze oder Wärme.

Sonneneinstrahlung, Hitze, schwüle Außenluft, körperliche Anstrengung, heiße Bäder und Duschen, aber auch Fieber, können bei MS-Patienten zu vermehrten Beschwerden führen. Dabei hat dieses Wärmephänomen auch Auswirkungen auf den Allgemeinzustand des Patienten. Erschöpfung, Mattigkeit und Leistungsschwäche kommen hinzu. Sobald der Körper abgekühlt bzw. wieder normal temperiert ist, lassen die verschlimmerten Symptome nach.

Die Mehrzahl der MS-Patienten (über 80 %) kennt dieses Phänomen. Es können Sehstörungen, Spastik, Sensibilitätsstörungen und Muskelverkrampfungen in verstärktem Maße auftreten. Besonders der Sommer mit schwülen Tagen wird dann zu einer regelrechten Qual.

Die in Verbindung mit dem Uhthoff-Phänomen auftretenden Symptomverschlechterungen können leicht mit einem erneuten Schub verwechselt werden. Hier ist es wichtig, eine genaue Abgrenzung vorzunehmen, um diesen Pseudoschub von einem tatsächlichen Schub unterscheiden zu können.

An schwül-warmen Tagen sollte man sich vorsichtshalber in einer klimatisierten Wohnung aufhalten, und auch am Arbeitsplatz und im Auto ist brütende Hitze zu meiden. Außerdem ist das Trinken von täglich mindestens 2 Litern Wasser ideal.

Kühle Fußbäder und Duschen können ebenfalls helfen. Aber nicht eiskalt, denn das kann den Blutkreislauf wieder anregen und die Körpertemperatur ansteigen lassen. Die Kleidung sollte luftdurchlässig sein und auch nicht einengen. Es gibt auch Kühlpacks, die in den Nacken oder auf die Stirn gelegt werden können. Auch diese verschaffen dem Betroffenen Linderung. Körperliche Anstrengungen sind in jedem Fall zu vermeiden, und eine Spur kürzer treten ist jetzt angesagt. Sport ist sowieso an heißen Tagen eher abträglich für die Gesundheit, es sei denn, er wird in die kühleren Abendstunden verlegt. Aber auch Stress kann zu einem erhöhten Blutdruck führen und damit die Symptomatik noch verschlimmern.

Übergewicht ist generell ein Risikofaktor für die Gesundheit, und wird insbesondere an schwül-warmen Tagen zu einer besonderen Belastung. Langfristig gesehen ist es hier angeraten, das Gewicht zu reduzieren, um den Körper nicht zusätzlich zu belasten.

Alkohol hat bei warmen Temperaturen schon auf den gesunden Organismus ungünstige Auswirkungen. Er sollte daher möglichst vermieden werden. Es besteht zwar kein generelles Alkoholverbot für MS-Patienten, dennoch ist hier auch Vorsicht geboten.

Das Uhthoff-Phänomen bei MS-Patienten wirkt sich nicht langfristig auf die Krankheit aus. Es entstehen keine neuen Entzündungen, lediglich bereits bestehende Symptome verschlechtern sich für die Dauer der erhöhten Körpertemperatur und unter Einwirkung von Wärme. Wenn eine Kühlung erfolgt ist, gehen die Beschwerden meistens innerhalb eines Tages wieder auf ihr ursprüngliches Niveau zurück. Es ist aber wichtig, sich dahingehend zu erziehen, dass man auch die entsprechenden Maßnahmen ergreift und vorbeugt.

Im 20. Jahrhundert wurde das Uhthoff-Phänomen übrigens auch dazu genutzt, um die Diagnose von MS zu unterstützen. Dazu nahmen Patienten ein heißes Bad, bei dem sich herausstellen sollte, ob dabei verstärkt Symptome auftreten. Da es durch diese Maßnahme bei einigen Patienten zu bleibenden Schäden kam und mittlerweile wesentlich verbesserte Diagnoseverfahren wie unter anderem die Magnetresonanztomografie zur Verfügung stehen, wird der Bade-Test heutzutage nicht mehr eingesetzt.

Ursachen der Multiplen Sklerose

Wenn man die Diagnose Multiple Sklerose erhält, stellt man sich zurecht die Frage: Warum habe ich das bekommen? Gab es einen Auslöser in meinem Leben? Durch welche Ursache ist die MS entstanden? Hätte ich die Krankheit verhindern können? Warum nur greift mein eigenes Immunsystem meinen Körper an und zerstört die Ummantelungen meiner Nerven? Die Fragen ließen sich unendlich fortsetzen, aber in der Regel bleiben diese Fragen alle unbeantwortet.

Doch trotz langjähriger intensiver Forschungen gibt es nach wie vor aus schulmedizinischer Sicht keine eindeutige Erklärung, wodurch die MS ausgelöst wird.

Dabei könnte so manche Antwort bezüglich der Ursachen zu einem besseren Verständnis der Erkrankung beitragen. Man könnte die Körperreaktionen viel klarer einordnen und nachvollziehen und die Krankheit wahrscheinlich auch erfolgreicher therapieren.

Wüsste man beispielsweise, dass die MS durch einen Virus entstanden ist, so könnte man diesen beseitigen. Wäre die MS durch bestimmte Nahrungsmittel ausgelöst worden, so könnte eine Ernährungsumstellung für eine deutliche Verbesserung sorgen. Oder wenn die MS durch Schadstoffe entstanden ist, könnte man mit der Beseitigung dieser Substanzen gesundheitliche Fortschritte erreichen.

Doch so lange man im Dunkeln herumtapst, ist es sehr schwierig, die MS erfolgreich zu behandeln. Denn dies würde nur eine symptomatische und keine ursächliche Behandlung zulassen, was dazu führt, dass die Symptome zwar (teilweise) beseitigt werden können, indem sie unterdrückt werden, aber in der Regel auch nur so lange, wie die Therapie andauert. Könnte man hingegen die zugrundeliegende Ursache behandeln, dann würden sich in vielen Fällen die auftretenden Symptome zurückbilden, ohne dass möglicherweise eine langfristig andauernde Therapie mit nebenwirkungsstarken Medikamenten erforderlich wäre.

Und je früher die entsprechende Ursache herausgefunden würde, umso günstiger könnte sich dies auf den gesamten Krankheitsverlauf auswirken.

Zu den bisher bekanntesten Auslösern, die als Ursache der MS in der Diskussion stehen, zählen die nachfolgend beschriebenen. Da bei vielen MS-Patienten mehrere dieser Faktoren anzutreffen sind, ist es denkbar, dass möglicherweise eine Kombination von mehreren Einflüssen zur Entstehung der MS führen.

Infektionen

Schon seit vielen Jahren steht zur Diskussion, dass die MS durch eine Vielzahl an Viren und Bakterien ausgelöst werden kann wie beispielsweise durch den Epstein-Barr-Virus, Herpes-Virus, durch Chlamydien, Rickettsien, Streptococcus mutans und Spirochaeten in Form von Borrelien.

Für den Zusammenhang mit einer Infektion spricht beispielsweise die Tatsache, dass die Schübe der MS durch Stress deutlich zunehmen. Stress wiederum führt zu einer verschlechterten Immunabwehr, sodass Infektionen ein leichtes Spiel haben und auch Reinfektionen begünstigt werden. Auch die Müdigkeit, die von den meisten MS-Patienten als ein sehr belastendes Symptom beschrieben wird, kann durch chronische Infektionen ausgelöst sein.

Wie es bei einer Infektion letztendlich zu den Nervenschädigungen kommt, ist auf unterschiedliche Mechanismen zurückzuführen. Während einige Keime möglicherweise selbst die Multiple Sklerose verursachen, können die Nervenschäden auch durch die Toxine entstehen, die die Bakterien abgeben. Auch Reaktionen des Immunsystems, die im Zusammenhang mit den Infektionen stehen, können die Nerven schädigen.

Epstein-Barr-Virus

Obwohl der Epstein-Barr-Virus, der zur Herpesfamilie gehört, schon seit 40 (!) Jahren als einer der möglichen Auslöser der MS diskutiert wird, kommt es in der Praxis in der Regel nicht dazu, diesen Zusammenhang bei den Patienten genauer zu überprüfen.

Denn nach wie vor wird der Epstein-Barr-Virus (EBV) sehr verharmlost und lediglich als Auslöser des Pfeifferischen Drüsenfiebers (infektiöse Mononukleose) erwähnt. Und wenn man seinen Arzt dann darauf anspricht, dass man den Eindruck hat, dass man seit der Infektion durch den EBV körperlich nie wieder der gesunde Mensch geworden ist, der man vor dem Pfeifferischen Drüsenfieber war, dann erntet man in der Regel nur ein Achselzucken und eine Erklärung: ‚Der EBV ist ein völlig harmloser Virus, den über 90 % der Erwachsenen in sich tragen. Es ist ganz normal, dass der EBV nach einer Infektion im Körper bleibt, aber dort ist er nach dem Durchlaufen des Pfeifferischen Drüsenfiebers inaktiv und bleibt dies auch.'

Ja, es ist ja richtig, dass der EBV irgendwann fast jeden Menschen befällt und sich dies meistens durch eine Angina und Lymphknotenschwellung äußert und danach meistens keine weiteren Symptome mehr auftreten. Wer als Kind mit dem EBV infiziert wird, erfährt in der Regel einen völlig harmlosen und unbemerkten Krankheitsverlauf, als Jugendlicher kommt es hingegen dann häufig zum Pfeifferischen Drüsenfieber. Wenn die EBV-Infektion in einem noch späteren Lebensalter erfolgt, soll dies möglicherweise die Entstehung der MS begünstigen. Auch ein chronischer EBV soll dies ermöglichen.

Doch werden diese Erkenntnisse im medizinischen Alltag kaum berücksichtigt. Oder hat Ihnen Ihr Arzt schon mal von den Gefahren berichtet, die vom EBV ausgehen können? Hat er Ihnen gesagt, dass man durch den EBV nämlich nicht nur das Pfeifferische Drüsenfieber bekommen kann, sondern auch Erkrankungen wie eine langjährige chronische Müdigkeit oder eine Herzmuskelentzündung, die bei Nichtbeachtung tödlich enden kann? Von einigen Leistungssportlern kennen wir dieses Phänomen, dass sie durch eine verschleppte Herzmuskelentzündung, ausgelöst durch den EBV, schwer erkrankt waren.

Hat Ihnen Ihr Arzt gesagt, dass dieser Virus chronisch werden kann und somit möglicherweise jahrelang Ihre Gesundheit stark beeinträchtigt? Hat er Sie umfänglich vor den möglichen Spätfolgen gewarnt, die durch den EBV eintreten können? Und ist Ihnen bekannt, dass der EBV zunehmend mit bestimmten Krebserkrankungen und Multiple Sklerose in Verbindung gebracht wird?

Möglicherweise haben Sie bereits vor vielen Jahren ein nicht bemerktes Pfeifferisches Drüsenfieber erlebt, das aufgrund der Halsschmerzen als eine Angina fehldiagnostiziert wurde. Und vielleicht erinnern Sie sich noch daran, dass Sie in dieser Zeit der Angina Gliederschmerzen, Kopfschmerzen und stark geschwollene Lymphknoten hatten? Sie fühlten sich in dieser Phase stark abgeschlagen, konnten sich kaum konzentrieren und fühlten sich elendig krank? Kann es sein, dass Ihre ganze gesundheitliche Misere genau in dieser Zeit begann?

Ich will nicht behaupten, dass dies für viele Betroffene zutrifft, aber ich bin ganz sicher, dass es bei dem ein oder anderen von Ihnen genauso war. Und wenn Sie zu dieser Gruppe gehören, bei denen der Krankheitsverlauf durch einen EBV angestoßen wurde, dann ist die Wahrscheinlichkeit sehr groß, dass der EBV in regelmäßigen Abständen in Ihrem Körper reaktiviert wird. Ja, ein EBV ist nicht bei jedem Menschen so inaktiv, wie er immer dargestellt wird. Bei einem geschwächten Immunsystem, wie es ja nun mal bei MS-Patienten vorliegt, kann es zu einer immer wiederkehrenden Reaktivierung des EBVs kommen. Dies ist ein riesengroßes Problem, dass erst ganz allmählich in den schulmedizinischen Praxen wahrgenommen wird.

Der Verdacht, dass eine Epstein-Barr-Infektion zu einer MS führen kann, wurde in den vergangenen Jahren durch mehrere Studien untermauert. In diesem Zusammenhang wurde festgestellt, dass MS-Patienten bereits ca. 15

Jahre vor dem Ausbruch der MS erhöhte Antikörper-Titer gegen den EBV im Blut aufweisen. Und es wurde auch beobachtet, dass sich bei einem MS-Schub parallel dazu die Antikörpertiter gegen den EBV erhöhen. Wenn man diese Fakten kennt, ist man fast nicht mehr überrascht, dass sich die Wahrscheinlichkeit, dass eine MS nach einer EBV-Infektion auftritt, um bis das dreifache erhöht.

Zu denken gibt auch die Symptombetrachtung. Denn so wie bei der MS eine extreme Müdigkeit bei vielen Betroffenen vorhanden ist, so kann auch eine reaktivierte EBV-Infektion zu chronischer Müdigkeit führen und zwar in so einer starken Ausprägung, dass der Körper oftmals so extrem geschwächt ist, dass der Alltag kaum noch bewältigt werden kann.

Leider sind all diese Erkenntnisse allem Anschein nach noch nicht bis überallhin vorgedrungen. Es bleibt zu wünschen, dass es sich dennoch herumsprechen wird, dass dieser EBV mitnichten ein so harmloser Mitbewohner ist, als der er immer so gerne dargestellt wird.

Da die Schulmedizin in der Regel nicht in der Lage ist, Viren aus dem Körper zu entfernen, stellt sich meistens die Frage: Wie wird man den unliebsamen Mitbewohner wieder los? Hier ist man mangels Alternativen meistens auf Methoden der Naturheilkunde angewiesen, wobei auch hier sicherlich das ein oder andere angepriesene Verfahren bei weitem nicht das einhalten kann, was einem manches Mal versprochen wird. So scheint derzeit eine Stabilisierung des Immunsystems die hauptsächliche Waffe im Kampf gegen einen chronischen EBV zu sein.

MS und Neuroborreliose durch Borrelien

Zu den häufigsten Infektionen, die bei MS-Patienten anzutreffen ist, gehört die Borreliose. Hierbei handelt es sich um eine Erkrankung, die durch Zecken, in seltenen Fällen aber auch durch andere Insekten wie Mücken und Bremsen, übertragen wird, indem diese durch einen Biss Borrelien an ihren Wirt weitergeben.

Borrelien werden der Familie der Spirochäten zugeordnet. Ihre korkenzieherartige Form kann man unter einem Dunkelfeldmikroskop feststellen. Da die Borrelien eine familiäre Verwandtschaft zum Syphiliserreger haben, wurde die Borreliose früher auch als ‚Syphilis aus dem Wald' bezeichnet.

Unmittelbar im Anschluss an den Biss ist in den meisten Fällen innerhalb von Tagen oder Wochen eine ringförmige Struktur sichtbar. Es kommt zu sehr beißenden Schmerzen direkt in der Region des Bisses. Aber nicht immer treten diese kurzfristigen Symptome auf, sodass ein Zeckenbiss bzw. die Borreliose in vielen Fällen erst sehr spät diagnostiziert wird. Nicht selten vergehen mehrere Jahre, bis eine Borreliose nachgewiesen wird.

Bei der Lyme-Borreliose handelt es sich um eine Infektionskrankheit, die verschiedene Bereiche des menschlichen Körpers in Mitleidenschaft ziehen kann. Nahezu jedes Organ kann geschädigt werden, und nicht selten betrifft es das Nervensystem, die Gelenke und das Gewebe.

Wenn das Nervensystem betroffen ist und neurologische Symptome auftreten, spricht man von einer Neuroborreliose, die als eine Sonderform der Borreliose gilt. Bei einer Neuroborreliose treten neurologische Symptome auf, deren Ursachen häufig nicht erkannt werden. So werden die Patienten zwar von Neurologen betreut, aber ohne dass der Grund für das Krankheitsbild bekannt ist.

Die Symptome können bei der Neuroborreliose äußerst vielfältig auftreten und können unter anderem aus einer Gesichtsmuskellähmung, einem Karpaltunnelsyndrom, Gangstörungen und Schwindel bestehen. Da die Symptome häufig verblüffend ähnlich mit denen einer Multiplen Sklerose sind, besteht hier eine große Verwechslungsgefahr. Auch eine durch Borreliose ausgelöste Polyneuropathie kann zu Verwechslungen führen, da es zu asymmetrischen Sensibilitätsstörungen und Lähmungen kommt, die häufig von einer Beteiligung der Hirnnerven und Hirnhäute begleitet werden.

Zur Diagnostik der Neuroborreliose gilt die Liquoruntersuchung als Goldstandard, obwohl ihre Unzuverlässigkeit hinlänglich bekannt ist. Denn auch ein negativer serologischer Liquorbefund schließt eine Borreliose nicht aus.

Die Krankheitsverläufe sind sehr langwierig und erfordern bei den Betroffenen viel Geduld. Mit der Behandlung von Penicillin und Tetracyclinen ist eine Heilung in vielen Fällen dennoch möglich.

Herpes

Als weitere Erreger, die im Verdacht stehen, die Multiple Sklerose auszulösen oder zumindest zu begünstigen, gelten Mitglieder der Herpesfamilie. Insgesamt besteht diese Gruppe aus über 90 verschiedenen Viren, von denen die meisten nur bei Tieren anzutreffen sind. Für Menschen sind 4 Virentypen relevant, nämlich der Herpes simplex (HSV1 im Kopf- und HSV2 im Genitalbereich), Varizella-Zoster (Windpocken und Gürtelrose), Epstein-Barr-Virus (EBV) und der Zytomegalievirus (ZMV).

Herpes-Viren sind allgegenwärtig und in einem derart erschreckenden Ausmaß verbreitet, dass es heutzutage völlig normal ist, einen Herpes als Mitbewohner zu haben. Man erkennt dies schon ganz einfach schon daran, dass mittlerweile in den meisten Apotheken die Herpessalben direkt im Kassenbereich ausgestellt werden.

Herpesviren sind hauptsächlich bekannt durch die immer wieder auftretenden Lippenbläschen. Die meisten durch den Herpes-Virus verursachten Infektionskrankheiten treten im Gesicht, Genitalbereich oder auch am ganzen Körper auf und äußern sich durch juckende und unschön anzusehende Hautveränderungen. Dass der Herpes hingegen auch schwere Krankheitsbilder wie eine Polyneuropathie oder Gehirnentzündung auslösen kann, und auch im Verdacht steht, an der Multiplen Sklerose beteiligt zu sein, ist derzeit noch viel zu unbekannt bzw. wird im Praxisalltag noch immer zu wenig berücksichtigt.

Stattdessen wird der Herpes als ein völlig harmloser Mitbewohner angesehen, der einfach zum menschlichen Leben gehört. Doch ist man erst einmal mit dem Herpes-Virus infiziert, dann verbleibt dieser lebenslang zumindest als ‚Schläfer' im Organismus. Aber ein Schläfer hat die unangenehme Eigenschaft, dass er durch bestimmte Umstände jederzeit wieder aufwachen kann. Das macht den Herpes einerseits so lästig und andererseits so gefährlich.

Meist bekommt man den zur Herpesfamilie gehörenden Varizella-Zoster-Virus (VZV) in Form von Windpocken bereits als Kind. Im weiteren Leben ist man dann zwar immun gegen weitere Windpockenerkrankungen, allerdings kann im Erwachsenenalter genau dieser ‚Windpockenvirus' zu einer gefährlichen Gürtelrose werden. Herpes-Viren sind dafür bekannt, dass sie jederzeit reaktiviert werden können. So können die Viren eine lange Zeit beispielsweise in Nervenzellen ruhen und zu einem späteren Zeitpunkt wieder aktiv werden, was sich durch verschiedene Krankheitsbilder äußert und nicht nur in Form einer Gürtelrose.

Eine Reaktivierung geschieht immer dann, sobald das Immunsystem eine Schwäche aufzeigt. Aufgrund einer zunehmenden Abwehrschwäche im Alter kann der Herpes insbesondere bei älteren Personen zu einem großen Problem werden. Aber auch Menschen, die aus anderen Gründen ein schwaches Immunsystem aufweisen, tragen ein deutlich erhöhtes Risiko. Und da MS-Patienten zu der Personengruppe mit einem geschwächten Immunsystem zählen, leben sie mit der ständigen Gefahr einer Reaktivierung ihres Herpes.

Überhaupt scheint der Herpes bei Menschen mit einer neurologischen Erkrankung eine tragende Rolle zu spielen. Nicht nur, dass der Herpes bekanntermaßen auch zu einer Polyneuropathie führen kann, sondern auch bei der Multiplen Sklerose scheint er seine Finger im Spiel zu haben. Inzwischen ist längst nachgewiesen, dass MS-Patienten überdurchschnittlich oft Antikörper gegen die Gattung Herpes HHV 6 (**H**uman **H**erpes **V**irus 6) aufweisen.

Bereits 1997 wurde auf diesen Zusammenhang hingewiesen, nachdem amerikanische Ärzte vom National Institute for Neurological Disorders and Stroke herausgefunden hatten, dass bei über 70 % der von ihnen untersuchten MS-Patienten IgM-Antikörper gegen das Herpes-Virus HHV 6 festgestellt werden konnten. Hingegen wiesen nur knapp 20 % der gesunden Studienteilnehmer den HHV 6 auf. Der Verdacht, dass der Herpes HHV 6 an der Entstehung der MS beteiligt sein könnte, wurde schließlich dadurch manifestiert, indem Forscher feststellten, dass bei zwei Drittel der MS-Patienten das Erbgut des HHV 6 im Blut nachgewiesen werden konnte. Bei gesunden Studienteilnehmern hingegen fand man diesen Nachweis bei keinem einzigen.

Chlamydien

Zu den unliebsamen Infektionen, die im Verdacht stehen, die MS auszulösen oder zumindest zu begünstigen, zählen auch die Infektionen durch Chlamydien.

Chlamydien halten sich innerhalb von Nervenzellen auf und können sich dadurch einem Zugriff durch das Immunsystem entziehen. Das macht den Nachweis einer Chlamydien-Infektion häufig so schwierig, sodass in vielen Fällen kein positiver labortechnischer Befund erstellt werden kann.

Obwohl bekannt ist, dass zahlreiche MS-Patienten Antikörper von Chlamydien aufweisen, wird diese Infektionsart in der alltäglichen Praxis nur selten berücksichtigt.

Aspartam

Was Aspartam mit Multipler Sklerose zu tun haben soll, erschließt sich nicht auf den ersten Blick. Denn allzu positiv ist das Bild vom Aspartam, das wir in der Öffentlichkeit wahrnehmen. Doch lassen Sie uns diese Substanz, die auch als NutraSweet, Assugrin oder Canderel bezeichnet wird und 200 mal süßer ist als Haushaltszucker, genauer unter die Lupe nehmen.

Seitdem Aspartam als begehrtes kalorienfreies Süßungsmittel seine Reise um die ganze Welt antreten konnte, hat es sich in einem beeindruckend schnellen Tempo ein nicht minder beeindruckendes positives Image erarbeitet. Zahlreiche namhafte Hersteller versüßen ihre kalorienreduzierten Getränke, Kaugummis, Bonbons und noch vieles mehr mit Aspartam. Den ahnungslosen Verbraucher freut`s, denn er braucht nun nicht mehr auf seine heißgeliebten Süßigkeiten zu verzichten, wenn es ihm darum geht, sich kalorienbewusst zu ernähren. Doch dass sich diese ahnungslosen Verbraucher in Form von Aspartam gesundheitliche Schäden zufügen können, wird am liebsten verschwiegen.

Denn dass Aspartam alles andere als gesund ist, weiß man in einschlägigen Kreisen durchaus, und es wurde sogar durch die amerikanische Zulassungsbehörde für Lebensmittel und Medikamente veröffentlicht. Demnach sind nämlich fast 100 Symptome dokumentiert, die mit einem Aspartamverzehr in Verbindung stehen können wie beispielsweise Gewichtszunahme, Haarausfall, Schwindel und Chronische Müdigkeit. Da Aspartam in der Augennetzhaut zu Formaldehyd umgewandelt werden kann, führt der Aspartamverzehr sogar zu Erblindungen. Und bei in Italien durchgeführten Forschungen wurde ein erhöhtes Tumorrisiko bei Ratten festgestellt.

Mittlerweile steht Aspartam auch im Verdacht, das Golfsyndrom (mit-) verursacht zu haben, durch das viele Soldaten nach der Kriegsrückkehr schwer erkrankten. Man vermutet, dass ein zu hoher Konsum von Limonaden aus Getränkedosen zu den vielfältigen gesundheitlichen Problemen geführt hat. Demnach lagen die Limonadendosen zu lange in der Sonne, sodass durch die extreme Hitze das darin enthaltene Aspartam zerfiel. Das nun entstandene Formaldehyd in Kombination mit dem Methylalkohol machte möglicherweise die Limonade zu hochtoxischen Getränken.

Und auch mit der Entstehung von MS-typischen Symptomen wird Aspartam immer häufiger in Zusammenhang gebracht. Nach heutigem Wissensstand geht man davon aus, dass bei einem regelmäßigen Konsum von aspartamhaltigen Nahrungsmitteln gravierende gesundheitliche Beeinträchtigungen auftreten können. Und interessanterweise werden viele Personen schon sehr bald symptomfrei, sobald sie auf Aspartam verzichten. Diesen Zusammenhang hat man insbesondere bei Personen beobachtet, die zuvor täglich ca. 4 Dosen Cola light getrunken hatten. Bereits eingetretene Seh-und Hörbeeinträchtigungen bildeten sich bei einigen Betroffenen wieder vollständig zurück.

Auch wenn dies die Aspartamhersteller nicht gerne hören – Experten gehen davon aus, dass Aspartam einer der gefährlichsten Zusatzstoffe ist, der jemals zugelassen wurde.

Im Übrigen stand Aspartam noch bis Mitte der 1970-er Jahre auf einer CIA-Liste, um es als ein mögliches biochemisches Mittel im Kriegsfall einzusetzen. Denn ursprünglich wurde Aspartam nicht als Süßungsmittel entdeckt, sondern als ein Kampfmittel.

Die negativen gesundheitlichen Einflüsse, die regelmäßiger Aspartamverzehr mit sich bringen kann, ließen sich noch um viele weitere Aspekte ergänzen.

Impfungen

Auch wenn Impfungen sicherlich in bestimmten Situationen sinnvoll sind, so darf nicht unbedacht bleiben, dass von ihnen sehr ernst zu nehmende Gefahren ausgehen können.

Ein besonders großes Gefahrenpotential bergen Impfstoffe, die den gefürchteten Zusatzstoff Thiomersal beinhalten. Diese Substanz wird aus Konservierungsgründen zugefügt und enthält ca. 46 % Quecksilber. Zwar werden inzwischen angeblich viele Impfstoffe ohne Thiomersal hergestellt, aber es gestaltet sich immer als etwas schwierig, dies tatsächlich zuverlässig herauszufinden.

Wie Sie in dem nachfolgenden Kapitel ‚MS durch Umweltschadstoffe' noch ausführlich lesen werden, gehört Quecksilber zu den gefährlichsten Giftstoffen unserer Zeit. Es hat weder in Zähnen in Form von Amalgam etwas zu suchen, noch gehört es in Impfstoffe, mit denen man sich ja eigentlich vor gesundheitlichen Gefahren schützen und nicht schaden will.

Stattdessen gelangt über Impfungen ungewollt und unwissentlich Quecksilber in den Körper, was zu schwerwiegenden gesundheitlichen Problemen führen kann. Impfschäden aufgrund von thiomersalenthaltenden Impfungen sind hinlänglich bekannt und können vielschichtige gesundheitliche Dauerschäden verursachen. Dabei geht es nicht nur um allergische Reaktionen auf Quecksilber, sondern auch um chronische Schwermetallbelastungen, die nicht selten mit neurologischen Symptomen einhergehen, weil Quecksilber neurotoxisch wirkt.

Doch nicht nur das Quecksilber macht so manche Impfung zu einem gefährlichen Abenteuer, sondern auch einige weitere Inhaltsstoffe. So ist oftmals schon die Herstellungsquelle der jeweiligen Erreger sehr fragwürdig und gilt nicht immer als unproblematisch. Häufig werden die Erreger anhand von embryonalen Hühnerzellen gezüchtet. Besonders kritisch wird es, wenn auch menschliche Krebszellen zur Züchtung herangezogen werden.

Neben den abgetöteten oder abgeschwächten Erregern, die die Basis einer jeden Impfung bilden, enthalten die Impfstoffe diverse Zusatzstoffe, die man darin überhaupt nicht vermuten würde. Und aus denen die Hersteller immer riesige Geheimnisse machen. Es ist allerdings kein Geheimnis mehr, dass

Impfungen zu einem ertragreichen Geschäft für Pharmaunternehmen werden können.

Als eine Impfung, die mit sehr erheblichen Nebenwirkungen einhergehen kann, gilt die FSME-Impfung, die vor einer durch Zecken übertragenen Gehirnhautentzündung schützen soll. Diese Impfung schützt nicht vor den wesentlich mehr verbreiteten Borrelien, sondern vor dem FSME-Virus, der ebenfalls durch Zecken weitergegeben werden kann.

FSME-Impfungen sind mittlerweile sehr umstritten. Zwar werden sie in der Regel als nebenwirkungsfrei bezeichnet, aber bei genauerer Recherche ist auffällig, dass viele der Geimpften unter beträchtlichen Symptomen zu leiden haben. Von Impfkritikern wird gerade die FSME-Impfung als eine Impfung gesehen, bei der schwerwiegende Nebenwirkungen auftreten können. Besonders neurologische Erkrankungen als Folge der Impfung werden immer wieder beobachtet. Insbesondere bei Kleinkindern treten Impfreaktionen auf, die sich durch Fieber und grippeähnliche Symptome bemerkbar machen.

Erwachsene klagen über Taubheitsgefühle, Mattigkeit, Gelenkschmerzen, Schüttelfrost und vieles mehr. Häufig treten die Symptome nur wenige Stunden nach der Impfung auf. Vielfach bilden sich die Beschwerden wieder zurück und werden der Kategorie ‚Impfreaktion' zugeordnet. Aber es gibt auch Fälle, bei denen die Symptome nicht reversibel sind, und somit Impfschäden als bleibende Gesundheitsschäden eintreten. Das Tückische daran ist, dass diese Symptome oft erst einige Wochen oder Monate, manchmal auch erst Jahre nach der Impfung auftreten und somit selten in einen zeitlichen Zusammenhang mit der Impfung gebracht werden. Ebenso schwierig ist es, eine Verbindung zwischen den auftretenden Symptomen herzustellen, wenn innerhalb einer kurzen Zeitspanne Mehrfachimpfungen erfolgt sind.

Wenn es um eine offizielle Anerkennung von Impfschäden geht, steht meist eine langwierige Auseinandersetzung mit Sozialgerichten bevor. Dies wird dadurch erschwert, weil Gutachter dazu angehalten sind, bei ihrer Begutachtung davon auszugehen, dass es bei der FSME-Impfung nur zu geringen Allgemeinbeschwerden komme und auch periphere Nervenschäden nur extrem selten seien. Bei Verdacht auf einen eingetretenen Impfschaden ist es dennoch wichtig, um seine Rechte zu kämpfen und auch dem Versorgungsamt den Impfschaden zu melden.

Genetische Ursachen

Auch wenn die genetischen Zusammenhänge noch nicht vollständig erforscht sind, so lässt sich dennoch erkennen, dass die Genetik an der Entstehung einer Multiplen Sklerose nicht ganz unbeteiligt zu sein scheint.

Derzeit geht man davon aus, dass die MS nicht erblich bedingt ist, aber dass die Krankheit durch eine bestimmte genetische Disposition begünstigt werden kann, wenn weitere Faktoren hinzukommen.

Auch die Tatsache, dass das Risiko, an MS zu erkranken, bei Personen mit MS-Betroffenen in der Verwandtschaft bis zu 30 mal höher liegt, als bei Menschen, die keine MS-Verwandten haben, spricht für genetische Zusammenhänge.

Allerdings geht man mittlerweile davon aus, dass die äußeren Faktoren einen wesentlich größeren Einfluss auf die Krankheitsentstehung haben als die genetische Ausstattung. Von Studien mit eineiigen Zwillingen ist beispielsweise bekannt, dass es sehr unwahrscheinlich ist, dass beide von ihnen an MS erkranken.

Nicht alles ist psychosomatisch

Ein Faktor, der meines Erachtens viel zu häufig als Auslöser verschiedener Erkrankungen herhalten muss, ist die psychosomatische Komponente. Vielleicht kennen Sie das ja selbst, wenn Ihr Arzt in Ihrer Krankenakte notiert: Psychosomatische Erkrankung unklarer Genese. Für mich ist diese Bezeichnung nichts anderes als eine Verzweiflungsdiagnose.

Ganz sicher kann die Psyche bei einem Krankheitsgeschehen eine nicht zu unterschätzende Rolle spielen. Denn wir Menschen bestehen nun mal nicht nur aus dem sichtbaren Körper, sondern auch die Seele ist ein ganz wesentlicher Teil unseres menschlichen Daseins. Wenn wir also große Sorgen haben, uns in stressigen Lebensphasen befinden oder wir einen plötzlichen Tod in der Familie verkraften müssen, in all diesen Fällen und vielen weiteren, wird unsere Psyche mitunter auf eine harte Probe gestellt. Und dass einige Ereignisse in unserem Leben derart gravierende Belastungen bedeuten, dass sie unsere Gesundheit stark beeinträchtigen können, streite ich auch überhaupt nicht ab.

Was ich allerdings ganz vehement abstreite, ist ein vorschnelles Einordnen in die psychosomatische Schublade. Denn dies geschieht leider allzu schnell und viel zu oft. Sobald nämlich das klassische schulmedizinische Diagnostikprogramm abgearbeitet ist, und es nach dem Verständnis der schulmedizinischen

Medizin keine Erklärung geben kann, warum trotzdem Symptome auftreten, dann ist man schon drin, in dieser Schulbade, in die man womöglich gar nicht gehört.

Dies geschieht insbesondere bei Krankheiten, die umweltbedingt sind oder bei denen ein chronischer Virus vorliegt. Denn weil sie der Schulmedizin nicht bekannt sind, werden sie ja auch nicht gesucht.

Umweltschadstoffe als Ursache

Wussten Sie, dass es heutzutage über 7 Millionen (!) verschiedene chemische Verbindungen gibt und jährlich ca. 250.000 weitere hinzukommen? Und wussten Sie, dass jeder von uns jeden Tag im Durchschnitt mit etwa 5.000 dieser Substanzen in Kontakt kommt? Und dass es sich bei all diesen chemischen Stoffen nicht gerade um gesundheitsförderliche Dinge handelt, kann man sich ja eigentlich denken.

Aber haben Sie sich wirklich schon mal intensiv Gedanken darüber gemacht, inwieweit diese Substanzen auf Ihre Gesundheit Einfluss nehmen?

Umweltschadstoffe spielen bei vielen heutigen Zivilisationserkrankungen eine wesentlich größere Rolle, als dies vielfach bekannt ist. Umweltmediziner gehen schon seit jeher davon aus, dass sehr viele Krankheiten in Verbindungen mit Schadstoffbelastungen stehen. Dabei ist es egal, wie die Krankheit heißt: Ob Multiple Sklerose, Epilepsie, Schizophrenie, Neurose, Psychose, Morbus Crohn, Colitis ulcerosa, Schilddrüsenerkrankungen, Migräne, Rheuma, Chronische Müdigkeit, Nahrungsmittelunverträglichkeiten, Neurodermitis, Depressionen, Fibromyalgie, chronische Candida-Infektion, Schuppenflechte oder auch Krebs. In vielen Fällen sind die daran erkrankten Personen mit Schadstoffen belastet, ohne es zu wissen. Denn die Schulmedizin sieht diese Zusammenhänge nicht und sucht also auch nicht nach möglichen Schadstoffen.

Und wenn niemand nach diesen Schadstoffen sucht, bleibt die Krankheitsursache in vielen Fällen unbekannt. Infolgedessen verbleiben die schädlichen Substanzen im Körper, obwohl eine Entfernung dieser Schadstoffe bei vielen Menschen den Gesundungsprozess um ein Vielfaches verbessern könnte.

Während das Thema der Schadstoffbelastungen in der herkömmlichen Medizin am liebsten gar nicht stattfindet, ignoriert oder belächelt wird, gibt es für Umweltmediziner und naturheilkundlich orientierte Therapeuten gar keinen Zweifel mehr an dem Einfluss von Schadstoffen auf die Gesundheit. Viele Studien und Erfahrungsberichte existieren hierüber – sie sind in der Öffentlichkeit aber leider oftmals nicht bekannt. Und in vielen Fällen kommt es erst dann zu deutlichen gesundheitlichen Verbesserungen, wenn die Erkenntnisse von chronischer Vergiftung und Entgiftung in die ganzheitlichen Therapiekonzepte einfließen.

Obwohl wir heutzutage in unserem Alltag und in der Arbeitswelt mit tausenden Schadstoffen konfrontiert werden, und das Risiko, hierdurch gesundheitlichen Schaden zu erleiden, so hoch wie nie zuvor ist, wird dieser Thematik erstaunlich wenig Bedeutung beigemessen.

Und obwohl es kein Geheimnis mehr ist, dass eine MS durch Umweltgifte entstehen kann, erhält auch dieses Thema noch immer so erschreckend wenig Beachtung. Umweltmediziner verweisen allerdings schon lange darauf, dass viele der heutigen Zivilisationserkrankungen im Zusammenhang mit Schadstoffen stehen können. Dennoch wird dies bei den meisten Patienten, für die dieses Thema in Frage käme, kaum berücksichtigt.

Doch wenn man sich mit Umweltmedizinern und aufgeschlossenen Neurologen unterhält, dann scheint diesbezüglich gerade ein Paradigmenwechsel stattzufinden. So erhalten auch immer mehr MS-Patienten eine Erklärungsgrundlage für ihre Erkrankung, wenn sie hinsichtlich einer chronischen Vergiftung untersucht werden, und sich diese bestätigt. Und nicht nur das, denn sobald eine vorliegende Schadstoffbelastung diagnostiziert wird, erhöhen sich die Chancen auf eine erfolgreiche Behandlung ganz enorm. Das ist es, was dieses Thema so wichtig macht. Denn jeder weiß, dass eine Behandlung wesentlich erfolgreicher ist, sobald die Ursache einer Krankheit bekannt ist.

Dass wir mittlerweile von unendlich vielen Schadstoffen umgeben sind, ist kein Geheimnis mehr. Aber dennoch ist vielen Menschen das gewaltige Ausmaß dieser Belastungen mit schädlichen Stoffen nicht bewusst.

Und diese Gefahrenquellen fangen schon im eigenen Körper durch Zahnmetalle wie Amalgamfüllungen und metallhaltige Kronen und Brücken an. In den eigenen vier Wänden geht es munter weiter: Und zwar mit Holzschutzmitteln, Lösungsmitteln in Wandfarben, Formaldehyd in Möbeln, diversen Schadstoffen einschließlich Medikamentenrückständen im Trinkwasser, Aluminium aus Deos, Weichmachern in Plastiktrinkflaschen, Lösungsmitteln in Kinderspielzeug, chemischen Zusatzstoffen in Lebensmitteln und Kosmetikartikeln und so weiter. Dabei ist der menschliche Organismus genetisch gar nicht darauf eingestellt, diese ganzen Schadstoffen von allein wieder auszuscheiden. Als der Mensch ‚kreiert' wurde, da gab es diese vielen Millionen Schadstoffe überhaupt noch nicht.

Interessanterweise gibt es einige Krankheitsbilder, bei denen eine Belastung mit Schadstoffen weitaus eher überprüft wird als bei einer MS. Insbesondere ist dies der Fall bei einer toxischen Polyneuropathie, die wie die MS, auch eine Erkrankung der Nerven ist. Komischerweise erfolgt im Bereich der Polyneuropathien eine Untersuchung hinsichtlich einer möglichen toxischen Belastung viel öfter als bei der MS, wo sie ja fast gar nicht stattfindet. Überhaupt werden derartige Zusammenhänge bei einer Polyneuropathie nicht in Frage gestellt. Hier ist schon seit mehreren Jahrzehnten bekannt, dass die Erkrankung der Nerven durch Schadstoffe erfolgen kann. Nicht nur, dass eine durch Schadstoffe ausgelöste Polyneuropathie sogar eine eigene Bezeichnung trägt, nämlich ‚toxische Polyneuropathie', sondern man unterscheidet hier auch noch zwischen den jeweiligen Schadstoffen wie beispielsweise eine Polyneuropathie durch Quecksilber, Blei, Acrylamid und Lösungsmittel.

Berechtigterweise stellt sich an dieser Stelle die Frage: Hat Sie Ihr Arzt bei der Anamnese gefragt, ob Sie in Ihrem Beruf oder zu Hause mit Schadstoffen konfrontiert werden? Hat er Sie danach gefragt, ob Sie Amalgam im Mund tragen, ob Sie als Maler, Lackierer, Tankwart, Zahnarzt oder in einer Reinigung arbeiten? Hat er Sie gefragt, ob Sie häufig mit chemischen Substanzen in Kontakt kommen?

Wenn man bedenkt, dass bei einem Großteil der an MS erkrankten Patienten keine Ursache festgestellt wird, gibt dies Anlass zum Nachdenken. Noch nachdenklicher wird man, wenn man die Vorstellung von Umweltmedizinern betrachtet, die davon ausgehen, dass eine MS häufig durch Schadstoffe ausgelöst wird.

Grundsätzlich gilt es zu unterscheiden, ob eine Zuführung von Giftstoffen vorliegt, die zu kurzfristigen akuten Vergiftungen führt, oder ob es sich um eine Kumulationssituation handelt, bei der die aufgenommenen Giftstoffe vom Körper gespeichert werden. Demzufolge werden diese Giftstoffe auch als Speichergifte bezeichnet und zeichnen sich dadurch aus, dass sie in verschiedenen Körperbereichen eingelagert und deponiert werden. Während sich einige Speichergifte vorzugsweise in Organen wie der Leber, den Nieren, sowie dem **Nervengewebe und Gehirn** ablagern, bevorzugen andere Speichergifte Fett- oder fettähnliche Gewebe. Handelt es sich um wasserlösliche Giftstoffe, sind diese vorzugsweise in den Nieren anzutreffen.

Durch die Ansammlung und Speicherung der Giftstoffe kommt es zu einer chronischen Vergiftung, denn der Körper ist nicht in der Lage, sich ohne Hilfe von diesen Substanzen zu befreien. Infolgedessen können langfristige und nachhaltige Schädigungen des Organismus auftreten, die sich durch sehr unterschiedliche Krankheitsbilder, wie beispielsweise der MS, bemerkbar machen.

Umweltgifte können den gesamten Stoffwechsel so stark beeinträchtigen, dass verschiedene Prozesse nicht mehr reibungslos vonstatten gehen. Dies erklärt auch die häufig diffus auftretenden Symptome, die Toxin-unerfahrene Mediziner nicht adäquat einordnen können. Denn welcher Allgemeinmediziner kommt heutzutage darauf, eine chronische Vergiftung zu diagnostizieren, wenn Symptome wie Haarausfall, Depressionen, Nagelveränderungen, Magen-Darmprobleme oder extreme Hautveränderungen auftreten? Oder welcher von ihnen würde darauf schließen, dass eine MS im Zusammenhang mit Schadstoffen stehen würde?

Da viele Giftstoffe neurotoxisch wirken, kann man unter umweltmedizinischen Gesichtspunkten auch bei vielen an MS erkrankten Menschen davon ausgehen, dass Schwermetalle wie Quecksilber, Blei, Palladium, Cadmium und Nickel zu einer Entstehung beitragen oder diese Krankheit sogar auslösen können. Aber auch weitere Umweltgifte wie Acrylamid, Holzschutzmittel, Lösungsmittel, Chlor, Schimmelpilze, Pestizide, Herbizide, Autoabgase, Brom, Fluorid, Bisphenol A (BPA) und polychlorierte Biphenyle stehen im Verdacht, dass sie die Erkrankung vorantreiben.

Während es in früheren Zeiten durch den intensiven Kontakt mit Schadstoffen hauptsächlich zu akuten Vergiftungserscheinungen kam, sind es heutzutage überwiegend chronische Vergiftungen, die durch einen regelmäßigen und über einen längeren Zeitraum andauernden Schadstoffkontakt zustande kommen. Neben Schwermetallen, die man in Form von Zahnersatzstoffen mit sich herumträgt (Amalgam, Palladium, Gold), sind es bestimmte Berufsgruppen, die besonders stark gefährdet sind, einer zu intensiven Konzentration dieser Schadstoffe ausgesetzt zu sein. Hierzu zählen Tankwarte, Kfz-Mechaniker, Maler, Lackierer, Mitarbeiter in chemieverarbeitenden Industriebetrieben, Gärtnereien, Schuh- und Metallfabriken, Druckereien und Zahnärzte.

Wenn eine gewerbliche Kontamination mit Schadstoffen nachgewiesen werden kann, gibt es gegebenenfalls Möglichkeiten, dies als eine entschädigungspflichtige Berufskrankheit geltend zu machen.

Obwohl wir also in unserer modernen Welt tagtäglich mit tausenden Schadstoffen konfrontiert werden, finden nur sehr selten kausale Abgrenzungen statt, wenn für eine Krankheit keine Ursache gefunden wird. Dabei gehört insbesondere bei neurologischen Symptomen wie bei einer MS eine Abklärung dieser Aspekte zu einer allumfassenden Anamnese und Ursachenforschung. Schon vielen tausenden Menschen konnte zu erstaunlichen gesundheitlichen Verbesserungen verholfen werden, indem die schädlichen Substanzen aus dem Körper entfernt und ein weiterer Kontakt verhindert wurde wie beispielsweise durch das Entfernen von Amalgamfüllungen und ein professionelles Ausleiten des im Körper abgelagerten Quecksilbers.

Für die Betroffenen stellt die Beseitigung der Schadstoffe oft einen Befreiungsschlag mit einer unvorstellbaren Verbesserung der gesamten Lebensqualität dar. Denn häufig treten bei einer chronischen Vergiftung noch diverse weitere Symptome auf, die sich durch die Entgiftung deutlich verbessern. Leider ist der Weg bis dahin meistens sehr lang und nicht in wenigen Monaten erledigt. Und je früher die Entgiftung erfolgt, desto besser sind die Aussichten, dass sich die Symptome zurückbilden können.

Eine besondere Herausforderung ist meistens gegeben, wenn aufgrund der beruflichen Tätigkeit ein regelmäßiger Kontakt mit Schadstoffen stattfindet und somit eine beruflich bedingte MS entstanden ist. Denn um eine gesundheitliche Verbesserung zu erreichen, ist es unbedingt erforderlich, den Kontakt mit den schädigenden Substanzen zu vermeiden und somit möglicherweise den Arbeitsplatz zu wechseln. Da an derartigen Arbeitsplätzen häufig auch noch weitere Schadstoffe vorhanden sind, ist es wichtig, auch den Kontakt mit diesen zu vermeiden.

Aufgrund der Komplexität einer chronischen Schadstoffbelastung ist es für eine zuverlässige Diagnose und adäquate Therapie unerlässlich, sich an einen Therapeuten zu wenden, der sich mit Umwelterkrankungen auskennt und über den erforderlichen Sachverstand verfügt. Denn eine Schadstoffausleitung ist eine sehr komplizierte Angelegenheit, die so manches Risiko in sich birgt. Und da unsachgemäßes Entfernen von Zahnmetallen einen Schub auslösen kann, ist es umso dringender, dieses wirklich nur von einem erfahrenen Therapeuten durchführen zu lassen.

Lassen Sie mich abschließend noch darauf hinweisen, dass nicht bei jedem MS-Patient die Erkrankung aufgrund einer Schadstoffbelastung entstanden sein muss. Wie Sie in diesem Buch sicherlich gelesen haben, gibt es noch einige andere Ursachen, die man ebenfalls genauer hinterfragen sollte, um den Behandlungserfolg zu verbessern. Häufig ist auch eine Kombination aus mehreren Faktoren (z. B. Schadstoffe plus Virus) oder auch mehrerer Schadstoffe anzutreffen.

Manche Patienten tragen regelrechte Schadstoffcocktails mit sich herum, indem sie von mehreren Schadstoffen betroffen sind wie beispielsweise Quecksilber plus Palladium und Blei. Eine Kombination mehrerer Schwermetalle gilt in der Therapie immer als eine besonders schwierige Konstellation. Nicht nur, dass sich bei dem gleichzeitigen Vorhandensein mehrerer Schadstoffe die Toxizität vervielfältigt (bei Blei und Quecksilber erhöht sich die Toxizität mindestens um das Zehnfache), sondern es ist auch wesentlich schwieriger, diese kombinierten Schwermetalle wieder aus dem Körper auszuleiten.

Quecksilber, Palladium und Gold aus Zahnersatz

Geht es nach Umweltmedizinern, so ist bei wesentlich mehr MS-Patienten die Krankheitsursache in einer chronischen Quecksilbervergiftung zu suchen, als dies bisweilen bekannt zu sein scheint.

Das Thema ‚Amalgam' wird seit vielen Jahren sehr kontrovers diskutiert. Dabei gelingt es den Amalgambefürwortern immer wieder, der Bevölkerung die angebliche Ungefährlichkeit dieses hochtoxischen Zahnmaterials vorzugaukeln. Im Zweifel greift man auch zu Studien, die nach rechtmäßigem Empfinden bekannter Umweltmediziner nicht die Realität und tatsächliche Gefährlichkeit von Amalgam widerspiegeln und nur dazu dienen sollen, das öffentliche Bild dieses Zahnersatzes positiv erscheinen zu lassen.

Auch die Vereinigung amerikanischer Zahnärzte schlägt argumentativ eifrig in diese Kerbe, indem sie offiziell die Meinung vertritt, Amalgam wäre unschädlich. Bedenklich ist allerdings, dass genau diese Zahnärzte durchaus anerkennen, dass das im Amalgam enthaltene Quecksilber außerhalb des Mundes schädlich ist. Aber wieso muss jeder Zahnarzt, der in seiner Praxis Amalgamplomben entfernt, diese als Sondermüll entsorgen? Wieso darf dieser Sondermüll im Mund getragen werden und gilt als hochgiftig, sobald er den Mund verlässt? Warum?

Und geht es immer noch nach der Schulmedizin, so darf schwangeren Frauen kein Amalgam eingesetzt werden. Auch bei nierenkranken Menschen wird von einer Amalgamverwendung abgeraten.

Und warum ist ein zerplatztes Fieberthermometer aufgrund der freiwerdenden Quecksilberdämpfe hochtoxisch, aber im Mund soll dieses Gift keinen Schaden anrichten? Und warum müssen die derzeit heiß diskutierten Energiesparlampen aufgrund ihres Quecksilbergehaltes als Sondermüll entsorgt werden?

Allein schon diese kleinen Beispiele, die für jedermann ohne großes Hintergrundwissen nachvollziehbar sind, stecken voller Brisanz!

Und trotzdem: Geht es nach der Schulmedizin, so ist Amalgam dennoch ein harmloser Zahnfüllstoff, der bedenkenlos und in unbegrenzter Höhe in die Zähne von vielen Millionen Menschen eingesetzt werden kann. Ach ja, Amalgam ist ja auch ganz harmlos.

Nein, so einfach ist das nicht und soll glauben, wer nicht aufgeklärt werden möchte. Als jemand, der von einer lebensbedrohlichen chronischen Amalgam- und Palladiumvergiftung betroffen ist, kann ich als Autorin gar nicht anders schreiben. Amalgam ist ein Zahnersatzstoff, der es in sich hat. Auch wenn die allermeisten Zahnärzte immer noch gebetsmühlenartig behaupten, dass

Amalgam doch ganz harmlos sei, entspricht dies einer Farce für jeden Menschen, der selbst eine chronische Amalgamvergiftung erlebt und überlebt hat.

Denn Amalgam besteht zu über 50 % aus dem hochgiftigen Quecksilber und vergiftet auf Dauer jeden menschlichen Organismus in einem schleichenden Prozess, denn es ist ein Speichergift und wird quasi im ganzen Körper verteilt. Hinzu kommt, dass das Amalgam weitere schädliche Substanzen enthält wie Blei, Zinn, Silber, Kupfer und Zink.
Auch Brücken und Inlays enthalten häufig Anteile dieser krankmachenden Inhaltsstoffe. Insbesondere das Palladium (auch als Spargold bezeichnet) ist ein gefürchteter Bestandteil von Zahnersatz, da es als noch toxischer gilt als das Quecksilber und außerdem noch schwieriger auszuleiten ist. Durch einfaches Kauen, häufiges Kaugummikauen, Verzehr von heißen Speisen und Getränken und Zähneputzen werden permanent giftige Substanzen in Form von Dämpfen abgegeben und vom Körper absorbiert. Und je älter die Amalgamfüllungen sind, desto poröser ist in der Regel deren Oberfläche, was die Abgabe des Quecksilberdampfes noch deutlich erhöht.

Dass diese Schwermetalle unzweifelhaft an vielen neurologischen und psychischen Erkrankungen beteiligt sein können, steht für Umweltmediziner und Toxikologen außer Frage. Für sie steht fest, dass das ins Gehirn gelangte Quecksilber zu erheblichen gesundheitlichen Problemen, aber auch zu massiven Nervenschäden führt, weil es neurotoxisch wirkt. Ja, es ist gar kein Geheimnis, dass Quecksilber eine extreme Affinität für das menschliche Nervensystem besitzt und somit zu massiven neurologischen Schäden führen kann. Anhand zahlreicher Krankengeschichten von MS-Patienten und Polyneuropathie-Patienten lässt sich dieser Zusammenhang längst belegen. Ich selbst habe diverse dieser Fälle selbst miterlebt. MS-Patienten, die nach einer Entgiftung wieder 10 km joggen konnten, obwohl sie noch wenige Tage zuvor nicht mal in der Lage waren, 3 Treppenstufen zu gehen.

Die Tatsache, dass Patienten, die von unterschiedlichsten Formen von Erkrankungen betroffen sind, von deutlichen Verbesserungen ihrer gesundheitlichen Probleme berichten, sobald die Schwermetalle entfernt wurden, untermauert den offensichtlichen Zusammenhang zwischen einer Schwermetallbelastung und zahlreichen Erkrankungen.

Allein das Quecksilber gilt als so gefährlich, dass es zu den giftigsten Substanzen zählt, die unser Planet überhaupt zur Verfügung hat. Bereits 0,2 bis 1 g Quecksilber im Blut sind tödlich. Da muss die Frage möglich sein, wie es erlaubt sein kann, dass Amalgamträger – finanziert durch die Krankenkassen - häufig ein Vielfaches dieser Menge in ihrem Mund herumtragen dürfen.

Bereits nach nur 12 Stunden nach dem Einsetzen der Amalgamfüllungen ist das Quecksilber in allen Körperorganen angelangt. Und auch vor dem Gehirn macht es nicht Halt, weil es in der Lage ist, die Blut-Hirn-Schranke zu durchdringen. Ja, genau die Schranke, die bei MS-Patienten gestört ist.

Auch wer selbst keine Amalgamfüllungen im Mund trägt, ist vor einer Quecksilberbelastung nicht sicher. Denn mittlerweile sind bekanntermaßen viele Nahrungsmittel und insbesondere Fischbestände ebenfalls quecksilberbelastet, sodass man auch seine Ernährungsgewohnheiten überdenken sollte.

Lassen Sie mich abschließend noch ein paar Worte zum Thema Gold sagen. Denn immer wieder erlebe ich, dass Amalgamträger ihre quecksilberhaltigen Füllungen durch Gold ersetzen lassen. Hiervor kann ich nur warnen. Denn nicht nur, dass das Gold eine Ausleitung des Quecksilbers dramatisch erschwert, kann auch das Gold selbst zu einer Belastung werden. Erst ganz aktuell habe ich einen Fall hautnah erlebt, wo genau das geschehen war: Gold ersetzte das Amalgam, und seitdem ging`s mit der Gesundheit signifikant bergab. Das Testergebnis ergab eine Goldbelastung, die 500 (!) mal über dem zulässigen Grenzwert lag! Die seit Jahren bestehenden Symptome wie Depressionen, Bluthochdruck, Schweißausbrüche, chronische Erschöpfung und die Autoimmunerkrankung Hashimoto bekamen endlich eine Erklärung.

Soviel zum Thema: Gold ist das Beste, was man sich als Zahnersatz einsetzen lassen kann.

Sie glauben immer noch nicht,
dass Schwermetalle gesundheitsschädlich sein können?

Nachdem Sie nun die ausführlichen Informationen über den Zusammenhang von Umweltschadstoffen und MS gelesen haben, hegen Sie womöglich immer noch Zweifel, dass dies tatsächlich eine wesentliche Ursache Ihrer Erkrankung sein könnte?

Sicher, Ihre Einwände sind auf den ersten Blick nachvollziehbar. Aber sicherlich stimmen Sie mit mir darüber überein, dass jeder Mensch anders ist. Das heißt, jeder Mensch hat seine ganz persönliche körperliche Konstitution, seine individuellen Gene, seine persönlichen Stärken, aber auch seine körperlichen Schwachstellen.

Und jeder Mensch wohnt in einer anderen Umgebung als der andere. Während der eine an einer vielbefahrenen Straße wohnt, die nicht weit von einer Müllverbrennungsanlage und Industriegebieten entfernt ist, hält sich der andere Mensch überwiegend in einer ländlichen Umgebung auf und bleibt von derartig erzeugten Abgasen und Emissionen verschont. Aber dennoch heißt das nicht, dass der auf dem Land lebende Mensch automatisch gesünder wäre. Nein, denn er wird möglicherweise von Landwirtschaft umgeben, bei der viele Pestizide und Herbizide auf die nahegelegenen Feldern verteilt werden. Und diese Substanzen verbleiben ja nicht nur auf den Feldern.

Auch die beruflichen Kontakte mit möglichen Schadstoffen spielen eine wichtige Rolle. Wenn Ihr Freund Lackierer ist, wird er sehr wahrscheinlich permanent mit Lösungsmitteln belastet. Oder wenn Sie sich durch Ihren Job in einer Reinigung oder in einem Nagelstudio täglich mit chemischen Substanzen umgeben, wird Ihr Körper ganz anders belastet als bei jemandem, der sich überwiegend in einer gesunden Umgebung aufhält.

Und letztendlich kommt es immer darauf an, wie die ganz persönliche Entgiftungskapazität geschaffen ist. Von einer unzureichenden Entgiftungskapazität sind insbesondere Personen mit der Stoffwechselstörung Pyrrolurie (auch als HPU oder Kryptopyrrolurie bezeichnet) betroffen, und nicht über das sogenannte Enzym P450 verfügen, das eine entscheidende Rolle in der Entgiftung spielt. Dieser Gendefekt kommt viel häufiger vor, als dies allgemein bekannt ist, und es ist davon auszugehen, dass alle Umweltpatienten hiervon betroffen sind. Für sie bedeutet dies, dass sie regelmäßig entgiften müssen, um keine gesundheitlichen Folgeschäden zu erleiden.

Wenn man sich so viele Jahre lang mit umweltbedingten Erkrankungen beschäftigt wie ich, ist man es gewohnt, dass man viel Ungläubigkeit und Misstrauen gegenüber treten muss. Glauben Sie mir, ich kenne viele, viele Menschen, die schwerwiegende Erkrankungen haben, die in sehr vielen Fällen mit einer Belastung von Schadstoffen zusammenhängen. Und vielen Menschen konnte ich durch meine zahlreichen Bücher oft aus ihren oft aussichtslos erscheinenden Situationen eine Perspektive geben.

Natürlich weiß ich auch, dass nicht jeder, der von meinen Informationen profitieren könnte, diese für sich umsetzt. Denn es gibt nun mal viele Menschen, die sich einfach nicht vorstellen können oder wollen, dass ihre Krankheit durch Schadstoffe entstehen kann.

Ja, sie können es einfach nicht glauben, dass so kleine Dinger wie Amalgamfüllungen, palladium- oder goldhaltige Zahnkronen zu derart schwerwiegenden Erkrankungen führen können. Und sie können sich auch nicht vorstellen, dass trotz dieser gesundheitlichen Gefahren, die insbesondere diverse Dentalstoffe mit sich bringen können, die Verwendung dieser Substanzen gesetzlich zugelassen ist.

Natürlich ist mir bekannt, dass nicht bei jedem Mensch die Umweltfaktoren die tatsächlichen Krankheitsauslöser sind, auch nicht bei jedem MS-Patienten.

Eine in Deutschland sehr bekannte naturheilkundliche Ärztin sagte mir schon vor vielen Jahren: ‚Am Anfang jeder Diagnostik sollte eine Überprüfung einer Schadstoffbelastung erfolgen. Erst wenn diese negativ ausfällt, macht es überhaupt Sinn, nach anderen Krankheitsursachen zu suchen.'

Sie sind trotz dieser vielen Informationen immer noch skeptisch? Möglicherweise kennen Sie jemanden, der sich bereits die Amalgamfüllungen hat entfernen lassen und der trotzdem nicht gesünder geworden ist? Oder vielleicht ist derjenige nach der Entfernung sogar noch viel kränker geworden als vorher?

Ja, diese Fälle gibt es, und ich kenne sie zugenüge. Tatsächlich ist schon manch ein Patient erst durch eine unprofessionelle schutzlose Entfernung von Zahnmetallen richtig schwer erkrankt.

Man muss bedenken, dass durch das Entfernen von Amalgamfüllungen Quecksilberdämpfe freigesetzt werden. Wenn jedoch keine Schutzvorkehrungen unternommen werden, atmet man diese gefährlichen Dämpfe zwangsläufig ein. Hinzu kommt, dass bei diesen unprofessionell durchgeführten Entfernungen häufig ganze Amalgamteilchen verschluckt werden. Und wenn es ganz schlecht läuft, werden die Füllungen alle auf einmal entfernt, oder die Füllungen werden nicht penibel genug herausgebohrt. All diese Dinge führen dazu, dass der Körper einer starken Belastung mit Quecksilber ausgesetzt wird. Für Menschen mit einer bereits vorhandenen schweren Erkrankung bedeutet eine derart unprofessionelle Herangehensweise oftmals den Super-GAU. Denn danach geht es meistens gesundheitlich erst so richtig bergab. Wenn dann nach Amalgamfüllungen Goldinlays gelegt werden, ist der körperliche Verfall in bestimmten Fällen ohne geeignete Gegenmaßnahmen eigentlich nicht mehr aufzuhalten.

Es ist daher wirklich immer absolut wichtig, ganz genau zu überlegen, wann die Amalgamfüllungen gelegt oder entfernt wurden. Gibt es nachvollziehbare zeitliche Zusammenhänge, die die schwere Erkrankung mit einer Zahnbehandlung in Verbindung bringen können? Überlegen Sie wirklich sehr genau, wann bei Ihnen Zahnersatz eingesetzt wurde, und wann Ihre gesundheitlichen Probleme begannen.

Vielleicht haben Sie vor 3 Jahren eine Brücke erhalten, und kurze Zeit später gingen Ihre körperlichen Symptome los? Oder Sie haben sich vor 5 Jahren Amalgam entfernen lassen und haben seitdem Ihre gesundheitlichen Probleme? Überlegen Sie genau, wann Ihr Haarausfall begann. Denken Sie darüber nach, seit wann Sie permanent müde sind, Blähungen haben oder einen hartnäckigen Hautausschlag nicht mehr in den Griff bekommen.

Falls Ihre Amalgamfüllungen bereits entfernt wurden, hinterfragen Sie genau, wie die Entfernung erfolgte. Überlegen Sie, wie der Zahnarzt gearbeitet hat. Hat er Schutzvorkehrungen ergriffen? Und ist das Quecksilber überhaupt aus dem Körper ausgeleitet worden? Hat es eine Entgiftung gegeben, und zwar eine, die nicht nur aus ein paar homöopathischen Mitteln bestand? Hinterfragen Sie in Ihrem eigenen Interesse, welche Präparate eingesetzt wurden, und wie lange die Entgiftung durchgeführt wurde. Außerdem sollten Sie sich danach erkundigen, welche Inhaltsstoffe Ihr jetziger Zahnersatz hat.

Eine Entgiftung ist bei einer schweren Erkrankung wie der MS immer eine langfristig angelegte Angelegenheit. Wenn Ihre angebliche Entgiftung nur 8 Wochen gedauert hat, besteht eine sehr große Wahrscheinlichkeit, dass Sie so gut wie gar nicht entgiftet haben. Denn eins dürfen Sie niemals vergessen: Amalgam aus den Zähnen zu entfernen heißt nicht, dass das Amalgam aus dem Körper heraus ist. Quecksilber ist, wie viele andere Schwermetalle auch, bei einer chronischen Vergiftung im ganzen Körper verteilt. Und es dauert je nach Schweregrad der Vergiftung mitunter einige Jahre, bis die Hauptlast wirklich ausgeleitet wurde.

Bleivergiftung

Noch weniger als eine chronische Quecksilbervergiftung ist eine Vergiftung durch Blei bekannt. Und somit wird eine Belastung mit diesem Schwermetall noch viel seltener mit chronischen Erkrankungen in Verbindung gebracht.

Dabei sind Bleivergiftungen eigentlich nichts Neues. Schon im Römischen Reich waren Bleivergiftungen in aristokratischen Kreisen alltäglich, weil es in diesen Gesellschaften als schick galt, Getränke aus Bleigefäßen zu trinken. Die hierdurch in Gang gesetzten Bleivergiftungen ließen nicht lange auf sich warten und äußerten sich in den Adelskreisen darin, dass sich bleibedingte Geisteskrankheiten wie eine Epidemie ausbreiteten.

Auch wenn wir heutzutage die Gefahren von bleihaltigen Gefäßen und Geschirr kennen, sind wir dennoch nicht davor gefeit, uns mit Blei zu belasten. Denn durch die Industrialisierung sind wir mittlerweile von derart viel Blei umgeben, dass Umweltmediziner gar davon ausgehen, dass viele Menschen zumindest kurz vor einer Bleivergiftung stehen, viele sich aber bereits mittendrin befinden, ohne es zu wissen. Denn mit Blei werden wir unbemerkt, aber stetig aus der Luft, dem Wasser, der Erde, Trinkwasser und Nahrungsmittel versorgt. Besonders intensiv war die Bleibelastung unseres Planeten bis in die 1970-er

Jahre, als das Benzin noch stark bleihaltig war. Dennoch ist diese Gefahr bis heute nicht gebannt!

Denn wenn auch seit den 1970-er Jahren eine drastische Reduzierung des Bleigehaltes in Benzin eingeführt wurde, und demzufolge der Bleigehalt der Luft deutlich abgenommen hat, und auch der Bleigehalt von Malerfarben reduziert wurde, sind wir auch heute noch viel mehr von Blei umgeben, als dies allgemein bekannt zu sein scheint.

In der Berufswelt sind besonders Mitarbeiter von sogenannten Akkumulatorenfabriken (Batterien, Akkus) gefährdet. Aber auch von Anwohnern dieser Industrien ist bekannt, dass sie erhöhte Bleiwerte aufweisen können.

Blei und Bleiverbindungen gelangen über die Atmung von bleihaltigem Staub und Dampf in den Körper. Aber sehr häufig geschieht dies auch über die Haut oder durch die Nahrungsaufnahme, weil leider heutzutage viele Nahrungsmittel einen allzu hohen Bleiwert aufweisen.

Und auch unser als immer wieder so sicher bezeichnetes Trinkwasser kann zu einer gefährlichen Bleiquelle werden und zu einer chronischen Bleivergiftung führen. Dies ist dann der Fall, wenn bleihaltige Wasserrohre vorhanden sind. Betroffen sind hier hauptsächlich Altbauten, denn seit 1973 werden keine Bleirohre mehr als Wasserzuleitungen verwendet. Zwar sind in vielen Wohnhäusern Bleirohre gegen Kunststoffrohre ausgewechselt worden, aber wenn die Zuleitung auch weiterhin aus bleihaltigen Rohren besteht, wird man weiterhin regelmäßig mit bleihaltigem Trinkwasser versorgt.

Derzeit werden immer noch ca. 15 % der Haushalte mit bleihaltigen Wasserrohren versorgt. Dies betrifft insbesondere Ballungsgebiete wie beispielsweise Berlin, wo auch dort ansässigen Ärzten die Problematik von chronischen Bleivergiftungen keine Unbekannte ist. So sind hier einige Gastroenterologen dafür sensibilisiert, die Patienten bei unerklärlichen Verdauungsproblemen auf eine chronische Bleivergiftung hin zu untersuchen.

Bleirohre gelten besonders dann als problematisch, wenn weiches oder saures Wasser verwendet wird. Denn dieses ist nicht in der Lage, eine Schutzschicht zu bilden. Im Übrigen kann auch durch Messingarmaturen Trinkwasser mit Blei kontaminiert werden, wenn dieses über eine längere Zeit mit dem Messing in Berührung kommt.

Eine weitere Aufnahmequelle von Blei ist immer wieder in der Drogenszene anzutreffen. Denn wiederholt kommt es zu sogenannten gestreckten Drogen, die durch billige Zusatzstoffe angereichert werden. So ist beispielsweise bekannt, dass Cannabis oder Marihuana immer mal wieder mit Blei verunreinigt sind, und es infolgedessen zu fatalen Bleivergiftungen kommen kann.

Wenn wir also das Blei über die verschiedensten Quellen aufnehmen, gelangt es über den Blutweg zu den jeweiligen Ablagerungsorten, wo es dann in Depots (z. B. Knochen, Nieren, Leber) gelagert wird.

Da Blei neurotoxisch wirkt und zu Schädigungen des zentralen und peripheren Nervensystems führen kann, gilt es auch als ein Auslöser von MS. Darüber hinaus kann es zu einer Beeinträchtigung der Blutbildung, Nierenschäden und Magen-Darm-Problemen führen. Seit 2006 wird Blei auch als krebserzeugend im Tierversuch bezeichnet. Kommt es zu einer sehr schweren Kontamination mit Blei, kann dies nicht nur zum Koma führen, sondern auch mit einem tödlichen Kreislaufversagen enden.

Eine chronische Bleivergiftung geht mit vielfältigen Symptomen einher, was die Diagnostik oftmals so schwierig gestaltet. Neben einer bleiernen chronischen Müdigkeit treten auch Magen-Darmprobleme, Kopfschmerzen und Appetitlosigkeit auf.

Blei wird hauptsächlich in den Knochen gespeichert, wo es sich bei gleichzeitiger Kalziumverdrängung seinen Platz sucht. Bei Erwachsenen sind 90 % des aufgenommenen Bleis in den Knochen anzutreffen, während es bei Kindern 60 % sind. Neben den Knochen dienen insbesondere die Nieren und Leber als bevorzugte Depots. Auch viele Jahre nach der Bleiaufnahme kann es aus den Depots freigegeben werden. Dies hat zur Folge, dass es unter bestimmten Voraussetzungen vermehrt aus den Depots gelöst wird wie bei einer Cortisonbehandlung, Azidose oder auch während der Schwangerschaft. Letzteres gilt als eine besondere Gefährdung für das ungeborene Kind, weil Blei plazentagängig ist.

Eine Entfernung des Bleis muss mit sehr viel Sorgfalt erfolgen und sollte nur von entsprechend erfahrenen Therapeuten durchgeführt werden. Um das Blei aus den Depots zu lösen, werden sogenannte Chelatbildner wie DMSA, DMPS und EDTA eingesetzt, die in der Lage sind, Schermetalle wie Blei, Quecksilber, Cadmium und Palladium zu binden und aus dem Körper auszuleiten. Hauptsächlich erfolgt die Ausscheidung über den Darm, Urin und Schweiß. Dies ist übrigens der Grund, warum die Diagnostik einer chronischen Schwermetallvergiftung nicht über das Blut erfolgt, sondern über Urin und Stuhlproben.

Lösungsmittel

Neben den Schwermetallen, die zu schweren gesundheitlichen Beeinträchtigungen führen können, stellen auch viele Lösungsmittel ernsthafte Gefahren für unsere Gesundheit dar. Auch sie begegnen uns in unserem Alltag, ohne dass wir uns dessen überhaupt bewusst sind. Sie kommen nicht nur in Reinigungsmitteln vor, sondern auch z. B. in Klebstoffen, Gummilösungen, Möbelpolituren, Farben, Lacken und Abbeizmitteln.

Zu den Einzelsubstanzen, die als Bestandteile von Lösungsmitteln als Auslöser von Nervenerkrankungen bekannt sind, zählen unter anderem: Xylole, Benzol, Methanol, Methylethylketon, Ethanol, n-Hexan, Dichlormethan und n-Heptan.

Insbesondere bei Tätigkeiten wie Lackieren, Versiegeln, Abbeizen und bei Arbeiten mit Klebstoffen, Farben und Polyesterharzen kommt man mit diesen Substanzen in Kontakt. Dementsprechend zählen Tankstellenmitarbeiter, Parkettleger, Teppichverleger, Maler und Lackierer zu einer besonderen Risikogruppe, die durch Lösungsmittel erkranken kann. Aber auch Mitarbeiter von Druckereien, in der Möbelindustrie und der Lederverarbeitung sind aufgrund einer Kontamination mit Lösungsmitteln oftmals sehr stark gefährdet.

In Gehirnen von MS-Patienten sind häufig Xylole und Toluol vorhanden. Xylole sind unter anderem in Verdünnungsmitteln, Farben, Teer (Bauindustrie!), Pflanzenschutzmitteln, Kunstharzen und Reinigungsmitteln enthalten. Darüber hinaus wird es als Ausgangsstoff für Kunststoffe und als Zusatz für klopffeste Treibstoffe verwendet.

Für Toluol gibt es ähnliche Verwendungen, sodass es ebenfalls in Verdünnungsmitteln und Farben vorhanden ist. Auch im Benzin ist es enthalten, sodass es durch Autoverkehr freigegeben wird. Dass Toluol hochgiftig und sogar neurotoxisch ist, daran besteht keinerlei Zweifel. Wer dies bestätigt haben möchte, kann die sehr ausführlichen Informationen sogar beim Umweltbundesamt nachlesen:
http://www.umweltbundesamt.de/gesundheit/publikationen/ad-hoc/Toluol.pdf

Einen Umweltmediziner in Ihrer Nähe finden Sie unter der Internetadresse www.dbu-online.de

Schulmedizinische Therapiemöglichkeiten

Wenn man davon ausgeht, dass die Multiple Sklerose nicht heilbar ist, kann es aus schulmedizinischer Sicht nur darum gehen, durch eine Therapie die auftretenden Symptome zu lindern und die Lebensqualität der Betroffenen zu erhöhen. Eine erfolgreiche Behandlung der Multiplen Sklerose soll also dazu führen, dass sich die Beschwerden, die während eines Schubes auftreten, so gut wie möglich zurückbilden und weitere Schübe verhindert werden, indem neue Nervenschäden auftreten. Dazu kommt die Vermeidung bleibender Behinderungen bzw. die Stabilisierung bereits bestehender, dauerhafter Beeinträchtigungen.

Streng genommen kann man jedoch nicht von **der** Therapie für die Multiple Sklerose sprechen. So individuell, wie eine MS verläuft, so individuell ist auch der Therapieweg. Es gibt keinen Königsweg, der für alle Betroffenen gleichermaßen wirken würde, sondern es muss häufig ausgetestet werden, welche Therapien und Medikamente am besten greifen. Dabei setzt sich jede Therapie aus verschiedenen Bausteinen zusammen und ist genau auf die Bedürfnisse des jeweiligen Patienten abgestimmt. Die Therapiebausteine sind ausgesprochen vielfältig, zu den häufigsten gehören die medikamentöse Therapie, die Physiotherapie, sowie verschiedene Aktivierungs- und Beschäftigungstherapien (Psychotherapie, Ergotherapie).

Viele der Betroffenen stellen sich immer wieder die Frage, ob sie vielleicht ohne Medikamente auskommen können. Denn allzu groß ist verständlicherweise die Angst vor möglichen langfristigen Nebenwirkungen und Folgeerkrankungen. Von einigen Medikamenten ist bekannt, dass sie nicht länger als zwei bis fünf Jahre eingenommen werden dürfen, weil sie andernfalls lebensbedrohliche Zustände herbeiführen könnten. Von anderen Präparaten weiß man, dass sie ein erhöhtes Krebsrisiko mit sich bringen oder zu Gehirnentzündungen führen können.

Wenn man diese Gefahren bedenkt, ist es nachvollziehbar, dass die Sorgen über weitreichende Spätfolgen der Medikamenteneinnahme zumindest unterschwellig vorhanden sind. Aber da sich auch nicht voraussagen lässt, wie jeder Einzelne reagiert, und sich die MS weiterentwickeln wird, wenn auf eine Medikamenteneinnahme verzichtet wird, ist es ein schwieriges Unterfangen, an dieser Stelle gute Ratschläge zu geben.

Denn anders als bei anderen chronischen Erkrankungen, wie beispielsweise Diabetes oder Bluthochdruck, bei denen ein Absetzen des Medikamentes in der Regel zu einer Verschlechterung des Zustandes führt, lässt sich bei der Multiplen Sklerose nicht grundsätzlich voraussagen, wie der Körper auf ein Absetzen der Medikamente reagiert.

Letztendlich muss jeder für sich die Vor- und Nachteile abwägen und sich für oder gegen bestimmte Medikamente entscheiden. In die Überlegungen sollten auch die Erkenntnisse einfließen, dass durch eine medikamentöse Behandlung nach den aktuellen Richtlinien ein deutlich günstigerer Verlauf der Krankheit erzielt werden kann. Andererseits ist aber auch bekannt, dass rund drei Viertel der Symptome, die durch einen Schub auftreten, von ganz alleine wieder verschwinden oder doch zumindest sehr deutlich verbessern.

Weniger mit potentiellen Gefahren sind ergänzende Therapieformen verbunden, die neben der speziellen Medikation eingesetzt werden. Dazu gehören Physiotherapie, Ergotherapie, Bewegungstherapie, Logopädie, Psychotherapie, neuropsychologische Trainings und viele aus dem Bereich der Naturheilkunde.

Gegenwärtig unterscheidet man in der Schulmedizin drei Therapieansätze in der Behandlung der MS:

1. Schubtherapie

Bei der Schubtherapie handelt es sich zunächst um die Behandlung eines akuten Schubs. Schübe entstehen durch Entzündungsherde im Gehirn und dem Rückenmark, und um die Entzündung schneller abklingen zu lassen und somit auch die Beschwerden für den Betroffenen zu lindern, wird die Schubtherapie eingesetzt.

In der Praxis gibt es verschiedene Ansätze einer Schubtherapie, aber das Mittel der Wahl ist hier noch immer das Cortison. Hierbei handelt es sich um ein immunsupprimierendes Medikament, also ein Medikament, das die Wirkungen des Immunsystems unterdrückt und somit eine Schädigung der Nervenbahnen verhindern soll.

Der menschliche Körper, besser gesagt die Nebennierenrinde, produziert den entzündungshemmenden Wirkstoff Cortison selbst. Doch reicht diese körpereigene Menge bei MS nicht aus, um die vorhandenen Entzündungen zu reduzieren. Somit wird zu therapeutischen Zwecken künstlich hergestelltes hoch dosiertes Cortison eingesetzt, um den Rückgang der Entzündung zu beschleunigen.

Die Cortison-Stoßtherapie wird unmittelbar nach dem Auftreten der Symptome durchgeführt. Dazu werden dem Patienten 1.000 mg des Wirkstoffs Methylprednisolon über eine Infusion, die ca. 60 Minuten dauert, verabreicht.

Meistens wird die erste Schubtherapie in einer Klinik durchgeführt und erstreckt sich über einen Zeitraum von drei bis fünf Tagen. Die Therapie in einer Klinik hat den Vorteil, dass hier auch weitere relevante Untersuchungen wie die Magnetresonanztomografie oder die Untersuchung des Nervenwassers durchgeführt werden können, um mehr Aufschluss über den Stand der MS zu erhalten. Auch die Beobachtung von etwaigen Nebenwirkungen kann bei einer stationären Behandlung intensiver erfolgen und ein sofortiges Eingreifen ermöglichen.

Zu den möglichen Nebenwirkungen einer Cortison-Stoßtherapie gehört unter anderem eine erhöhte Blutgerinnungsgefahr, sodass während der Schubtherapie ein Blut verdünnendes Mittel verabreicht wird. Nicht in Frage kommt diese Cortison-Stoßtherapie, wenn zum aktuellen Zeitpunkt eine Infektion der Lunge oder der Harnwege vorliegt. Das Cortison kann nach der Schubtherapie noch für zwei Wochen in Form von Tabletten in einer ständig sinkenden Dosis vom Patienten eingenommen werden, um die Verträglichkeit zu fördern. Dieses Ausschleichen ist allerdings nicht zwingend und liegt im Ermessen des behandelnden Arztes und geschieht in Absprache mit dem Patienten.

Auch durch hoch dosierte Cortison-Tabletten ist eine Schubtherapie möglich. Dem Patienten werden hier täglich 500 mg Methylprednisolon verabreicht, über eine Dauer von bis zu fünf Tagen. Die Wirkung und Verträglichkeit der Cortison-Stoßtherapie wird nach vierzehn Tagen überprüft. Sollten sich die Beschwerden nicht gebessert haben, kann sich eine zweite Stoßtherapie anschließen, diesmal mit einer Dosierung von 2.000 mg Methylprednisolon pro Tag, wieder über einen Zeitraum von fünf Tagen.

Die Cortisontherapie wird von vielen Patienten gut vertragen und lindert die Beschwerden. Es gibt aber auch Fälle, bei denen sie nicht anschlägt. Hier gibt es Alternativen wie beispielsweise eine Blutwäsche oder die Einnahme von Immunsupressiva.

Parallel zu der Schubtherapie finden auch Methoden der Langzeittherapien Anwendung, um die Beschwerden zu bessern und frühzeitige Folgen der Schübe zu verhindern. So können Physiotherapie, Ergotherapie, Entspannungsverfahren und Logopädie zum Einsatz kommen.

2. Immunmodulierende Therapie

Die immunmodulatorische Stufentherapie versteht sich als Langzeittherapie, die eine gute Lebensqualität auch auf langfristig sichern soll. Diese Form der Behandlung zielt darauf ab, das körpereigene Immunsystem auf mehreren Ebenen zu unterdrücken und somit eine Schädigung der Nervenzellen zu verhindern.

Für die Basistherapie sind gegenwärtig zwei Medikamente verschiedener Substanzklassen zugelassen. Es handelt sich dabei um Glatirameracetat und Interferon beta. Der erste Wirkstoff wird synthetisch auf der Basis von Aminosäuren hergestellt und hat die Fähigkeit, die Arbeit des Immunsystems zu verändern (zu modulieren).

Es hat sich gezeigt, dass dieser Wirkstoff eine starke Dämpfung der Immunreaktion des Körpers zur Folge hat. Allerdings ist noch nicht ganz klar, wie genau der Wirkstoff in den Krankheitsverlauf eingreift. Klar scheint jedoch zu sein, dass die Zellen des Immunsystems dazu gebracht werden können, die schädlichen Reaktionen einzustellen und sogar Schutzmechanismen zu aktivieren. Klinische Studien zeigen, dass durch eine Gabe dieses Wirkstoffes der zeitliche Abstand zwischen zwei Schüben vergrößert und auch das Ausmaß der Gewebeschädigungen eingedämmt werden kann.

Bei dem zweiten Wirkstoff handelt es sich um einen Botenstoff des Immunsystems selbst. Dieser wird vom Körper als Reaktion auf ganz unterschiedliche Reize gebildet (insbesondere bei Virusinfektionen) und kann entweder eine Erhöhung oder Verminderung der Immunaktivität zur Folge haben, in Abhängigkeit von der Klasse der freigesetzten Interferone.

Obwohl viele MS-Patienten zunächst sehr gut auf eine Basismedikation ansprechen, kann es trotzdem dazu kommen, dass diese Therapie nicht mehr die erwarteten Erfolge zeigt und auch ein Ausweichen auf ein anderes Basismedikament nicht die erwünschte Wirkung zeigt. Hier nun ist eine so genannte „Eskalation", das heißt eine Erweiterung der Therapie auf eine höhere Stufe, von Nöten. Man spricht hier auch von einer Eskalationstherapie.

Für diese Art der Therapie sind in Deutschland Medikamente wie Natalizumab und Mitoxantron zugelassen. Diese Präparate werden bei sehr schweren und häufigen Schüben verabreicht und sind mit erheblichen Nebenwirkungen verbunden. So ist vom Mitoxantron bekannt, dass es zu schwerwiegenden Langzeitfolgen wie beispielsweise einer Schädigung des Herzmuskels führen kann. Somit sollte eine derartige Medikation nicht länger als 2 bis 3 Jahre erfolgen.

3. Behandlung symptomatischer Beschwerden

Bei der Therapie der auftretenden Symptome geht es darum, Beeinträchtigungen wie beispielsweise Spastiken, Schmerzen, Blasen- und Darmentleerungsstörungen und Depressionen zu behandeln. Die hier ausgewählten Maßnahmen und Medikamente sind dabei genau auf das zu behandelnde Symptom abgestimmt. Dabei kommen Antidepressiva, Schmerzmittel, Physiotherapie, Ergotherapie und Logopädie in Betracht.

Rehabilitationsmaßnahmen

mit Physiotherapie, Ergotherapie, Logopädie und Psychotherapie die MS-Behandlung unterstützen

Rehabilitation ist ein wichtiger Baustein in der Behandlung der Multiplen Sklerose, um einen Gesundheitszustand zu verbessern und dem Patienten dazu verhelfen, auch mit der Krankheit ein weithin selbst bestimmtes Leben zu führen. Wenn man noch im Berufsleben steht, wird es darum gehen, die Arbeitskraft wieder herzustellen oder zu erhalten.

Eine Rehabilitationsmaßnahme soll also letztendlich nicht nur die Lebensqualität mit dem körperlichen und geistigen Wohlbefinden verbessern, sondern auch die Leistungsfähigkeit.

Besonders dann, wenn die Beschwerden nicht zurückgehen, wenn sich der Krankheitsverlauf als chronisch abzeichnet oder der Erhalt der Arbeitskraft in Gefahr gerät, sind Rehabilitationsmaßnahmen angezeigt.

Die Rehabilitationsmaßnahmen für die Multiple Sklerose sind sehr vielfältig und berücksichtigen die wesentlichen individuellen Aspekte der Beschwerden, die durch die Krankheit auftreten. Die einzelnen Rehabilitationsmaßnahmen richten sich dabei nach den persönlichen Bedürfnissen des Patienten, sodass das Behandlungskonzept individuell auf den Patienten zugeschnitten wird.

Um dies bestmöglich gewährleisten zu können, empfiehlt sich der Aufenthalt in Fachkliniken, deren Ärzte sich auf Multiple Sklerose spezialisiert haben. Alternativ kann eine Rehabilitation oftmals auch ambulant in speziellen Krankenhausambulanzen oder ortsansässigen Praxen erfolgen.

Ein stationärer Klinikaufenthalt hat allerdings den Vorteil, dass man quasi eine Rundum-Betreuung erhält. Man ist aus seinem persönlichen Alltag mit all seinen Verpflichtungen und Ablenkungen herausgelöst und kann sich konsequent auf seine Gesundheit konzentrieren. Darüber hinaus ist bei einem Klinikaufenthalt ein weiterer positiver Aspekt gegeben: Durch den Aufenthalt entsteht oft eine Gemeinschaft unter Gleichgesinnten, denn man lernt viele Patienten mit der gleichen Krankheit und einem ähnlichen Schicksal kennen. Nicht selten münden diese Kontakte in langjährigen Bekanntschaften und Freundschaften. Der Austausch und die soziale Kommunikation sind ebenso wichtig und förderlich für die Verbesserung des Allgemeinzustandes.

Und durch den Kontakt zu Mitbetroffenen sieht man, dass man nicht alleine mit seinem Leiden ist. Oftmals verändert sich nach einer Rehabilitation die Sichtweise auf die eigene Krankheit. Denn die Beispiele und Schicksale anderer Betroffener bewegen und geben Trost und Mut.

Viele Patienten werden in der Rehabilitation auch dazu angehalten, Übungen und neu erworbene Erfahrungen in den Alltag einzubeziehen. Das gelingt den meisten Patienten sehr gut, auch wenn der Kampf mit dem inneren Schweinehund manchmal überwunden werden muss. Doch wer positive Erfahrungen mit bestimmten Anwendungen gemacht hat, die Beschwerden lindern, der behält sie oftmals auch bei.

Physiotherapie (Krankengymnastik)

Die Physiotherapie ist eine wichtige Säule in der Behandlung der Multiplen Sklerose. Sie kann diese Erkrankung zwar nicht heilen, und sie kann auch keine Schübe verhindern, doch sie kann helfen, die Rückbildung von Funktionsstörungen und -ausfällen, die sich nach einem Schub zeigen, zu beschleunigen. Die Bewegungsfähigkeit des Patienten soll durch die physiotherapeutischen Maßnahmen weitestgehend erhalten bleiben.

Da sich das Krankheitsbild bei jedem Betroffenen anders darstellt, muss die Krankengymnastik individuell an die jeweiligen Bedürfnisse angepasst werden. Erstellen Sie gemeinsam mit Ihrem Physiotherapeuten einen Übungsplan, der ganz individuell auf Sie und Ihr Leistungsvermögen abgestimmt ist.

Bei bereits verbliebenen Störungen können mit Hilfe der Krankengymnastik oft erstaunliche Erfolge erzielt werden. Gerade bei Bewegungsstörungen, Muskelschwäche, Spastik, chronischen Beschwerden im Rücken, aber auch bei Blasen- und Darmfunktionsstörungen, zeigt sich die Physiotherapie als sehr wirksam. Denn durch gezieltes Training der Beckenbodenmuskulatur lernt der Patient Kniffe und Tricks, wie er seine Blasenfunktion stärken kann, wie die Verdauung gefördert wird, etc. Oftmals sind es ganz unspektakuläre und einfache Übungen, die schon große Wirkung zeigen.

Mit der Physiotherapie können alle wichtigen Funktionen der Gelenke, der Arme und Beine gestärkt werden. Auch die Koordination und Ausdauer werden trainiert. Das Training führen die Physiotherapeuten mit dem Patienten an Geräten und speziellen Hilfsmitteln durch. Sie zeigen Übungen, leiten an und erklären, wie auch im Alltag die neu gewonnenen Erfahrungen umgesetzt werden können. Die Physiotherapie kann teilweise auch als Hilfe zur Selbsthilfe betrachtet werden, denn die Physiotherapeuten leiten ihre Patienten auch immer dazu an, bestimmte Übungen zu Hause fortzuführen, um die erreichten Erfolge auch langfristig zu halten.

Der Erfolg ist auch immer von der Mitarbeit des Patienten abhängig. Durch genaues Beobachten und ein verbessertes Verständnis für Bewegungsabläufe und den eigenen Körper kann er herausfinden, welche Übungen und Maßnahmen ihm persönlich sehr gut tun und welche ihm weniger liegen.

Darüber hinaus werden Alltagssituationen erprobt. Hier ist häufig das Auf- und Abgehen von Treppen ein Trainingsbaustein, um mehr Sicherheit für die eigenen vier Wände zu erlangen. Überhaupt wird es bei vielen Patienten darum gehen, den Umgang mit der vorhandenen Gangunsicherheit zu erlernen, um das Sturzrisiko zu vermindern.

MS-Patienten klagen häufig über Schmerzen, aber wenn sie mit einer Bewegungstherapie beginnen oder generell Sport betreiben, kann sich der Schmerz nochmals zusätzlich verstärken. Und einen Tag nach der körperlichen Belastung kann dieser Schmerz sogar noch unangenehmer werden. Aus diesem Grund sollte man anfangs ganz vorsichtig mit sportlicher Betätigung beginnen. Auch Physiotherapeuten wissen, dass sie es bei der MS mitunter mit einem schweren Krankheitsbild zu tun haben, auf das man sehr einfühlsam und geduldig eingehen muss.

Denn letztendlich sollen die physiotherapeutischen Maßnahmen zu einer Verbesserung des Gesundheitszustandes führen, indem insbesondere die Schmerzen gelindert und nicht verstärkt werden, und indem der Patient motiviert und nicht demotiviert wird.

Aus der Vielfalt physikalischer Therapien werden besonders passive Behandlungen von den Betroffenen akzeptiert. Das rührt häufig daher, dass sich viele von ihnen durch zuvor durchgeführte Bewegungstherapien erschöpft und überfordert gefühlt haben. Das ist durchaus nachvollziehbar, denn gerade MS-Patienten, die schon seit mehreren Jahren unter den Symptomen leiden, fallen in ihrer allgemeinen Leistungsfähigkeit deutlich ab. Auch die Schnellkraft ist deutlich vermindert.

Deshalb müssen Physiotherapeuten bei MS-Patienten besonders darauf achten, dass sie mit der Therapie ganz vorsichtig beginnen. Auch eine zuvorkommende, behutsame persönliche Zuwendung zeigt deutliche Erfolge.

Ansonsten besteht immer die Gefahr, dass die Betroffenen aufgeben, und die Behandlung zu frühzeitig abbrechen. Erst mit der Zeit erweisen sich Steigerungen als günstig. Meistens dann, wenn die Betroffenen ein besseres Körpergefühl entwickelt haben, und sich allgemein kräftiger fühlen, sodass sie sich persönlich auch mehr Leistung zutrauen.

Da bei MS-Patienten aufgrund von Veränderungen in den Muskelzellen ein Verlust an Muskelmasse entsteht, der mehr die Beine als die Arme betrifft, kommt dem Aufbau der Muskelkraft eine ganz zentrale Bedeutung zu. Durch gezieltes Training kann bei vielen Patienten eine Zunahme der Muskelkraft um ca. 20 % erreicht werden.

Zur Muskelkräftigung werden gezielte Übungen angewandt, wie beispielsweise die folgenden:

Die Galileo-Methode:

Die Person steht auf einer Wippe, die sich mit einer Frequenz von 5-30 Mal pro Sekunde auf und ab bewegt. Die Bewegungshöhe beträgt 1cm und belastet oder ängstigt den Patienten in der Regel nicht. Die Person macht aktiv gar nichts, ist aber dennoch während der Bewegung fortlaufend bemüht, die Bewegung auszugleichen. Der Effekt, der damit erzielt wird, ist ein Wechsel zwischen Muskelan- und entspannung.

Pacing-Methode:

Auf MTT-Geräten, bei denen nur mit minimalen Gewichten gearbeitet wird, wird die Muskulatur kontinuierlich gekräftigt.
Obwohl kontinuierliches Üben von herausragender Bedeutung ist, wird die Dauer der Krankengymnastik in aller Regel von den Krankenkassen begrenzt. Es ist daher wichtig, dass Sie (und vielleicht auch Ihre Angehörigen) die für Sie wichtigen Übungen erlernen. So können Sie sie selbstständig zu Hause durchführen. Fragen Sie deswegen während der betreuten Phase der Krankengymnastik stets nach, wenn Sie eine Übung oder einen Bewegungsablauf nicht verstehen.

Hippotherapie

Besonders interessant ist die Hippotherapie, die auch als therapeutisches Reiten auf Kleinpferden bekannt ist und ergänzend zur Physiotherapie eingesetzt wird. Der Patient nimmt die Bewegungen des Pferdes auf, versucht sich anzupassen und lässt sich mitführen. So können Haltung, Gleichgewichtssinn und auch Muskelspannung trainiert werden.

Die Hippotherapie wird nicht überall angeboten und gehört noch zu den Ausnahmetherapien. Wer sich dafür interessiert, kann mit seiner Krankenkasse Kontakt aufnehmen und nach einem Therapeuten und einer eventuellen Kostenübernahme oder -beteiligung fragen.

Bobath-Therapie

Die Bobath-Therapie wird in der Physiotherapie, Logopädie und Ergotherapie eingesetzt, wenn es durch Erkrankungen des Zentralnervensystems zu Spastiken, Lähmungen und Störungen der Körperwahrnehmung gekommen ist. Bobath wurde auf der Erkenntnis entwickelt, dass sich das Nervensystem lebenslang durch Strukturänderungen anpassen kann. Dies bedeutet, dass gesunde Hirnregionen in der Lage sind, Aufgaben zu erlernen und zu übernehmen, die zuvor von den erkrankten Gehirnbereichen ausgeführt wurden.

Ergotherapie

Neben der Physiotherapie kann es auch erforderlich sein, ergotherapeutische Maßnahmen zu ergreifen. Denn durch die MS kommt es häufig zu einer starken Einschränkung der Bewegungsabläufe und einer falschen Körperhaltung. So ist es das Ziel der Ergotherapie, die Bewegungsfähigkeit zu verbessern, aber auch das Trainieren von Ausdauer, Gedächtnis, Sensibilität und Körperwahrnehmung gehört zum großen Spektrum der Ergotherapie.

Durch die Ergotherapie wird versucht, die nach einem Schub zurückgebliebenen Störungen zu verbessern oder Einschränkungen durch bestimmte Hilfsmittel (z. B. Gehhilfen) oder Ersatzstrategien auszugleichen. Dies ist insbesondere dann wichtig, wenn es durch die Erkrankung zu einer starken Beeinträchtigung in der Verrichtung von alltäglichen Dingen gekommen ist, sodass sogar einfache Alltagsdinge wie Geschirrabwasch oder Ankleiden ohne Hilfe kaum noch möglich sind.

Ein wichtiges Ziel der Ergotherapie ist es, die Selbstständigkeit zu fördern, sodass der Alltag trotz der körperlichen Einschränkungen so gut es geht, alleine bewältigt werden kann. Bei Bedarf wird auch das Berufsleben berücksichtigt, wobei der ergonomische Arbeitsplatz, die Vermeidung von Belastungssituationen, Vereinfachungen für den Arbeitsablauf und vieles mehr durch die Ergotherapie gelernt wird.

Bei den meisten Patienten führt eine Kombination aus Ergotherapie und Physiotherapie zu den besten Erfolgen.

Logopädische Therapie

Da es in Einzelfällen zu einer Beeinträchtigung beim Schlucken und Sprechen kommen kann, wird möglicherweise auch eine logopädische Behandlung in Betracht kommen. Bei der logopädischen Therapie wird das Schlucken und Sprechen anhand geeigneter Maßnahmen geübt. Auch Schwierigkeiten der Sprechgeschwindigkeit können hierdurch behandelt werden.

Psychotherapie

In der MS-Rehabilitation hat auch die Psychotherapie einen sehr großen Stellenwert. Denn je nach Ausprägung kann die Erkrankung starke seelische Belastungen bewirken. Um hier Unterstützung zu erfahren, kann im Rahmen der Rehabilitation eine psychotherapeutische Gesprächstherapie sehr sinnvoll sein.

Gerade zu Beginn der Erkrankung, wenn die MS-Diagnose noch ganz frisch ist, stellt diese das Leben erst einmal auf den Kopf und lässt die verzweifelten Gedanken wie in einem Karussell endlos herumkreisen. Dabei entsteht viel Unsicherheit, die von Ängsten begleitet werden: Können oder müssen sich die Lebensumstände ändern? Wie verhalten sich ab jetzt die Mitmenschen? Müssen möglicherweise langjährige Beziehungen zu anderen Menschen in Frage gestellt werden? Wie entwickelt sich die Krankheit in den nächsten Jahren? Was ist mit dem Arbeitsplatz, falls dieser noch vorhanden ist? Wie gestaltet sich die finanzielle Zukunft?

Es ist keine Frage – eine MS-Diagnose bedeutet in der Regel einen gravierenden Einschnitt in das bisherige Leben. Und derartige Einschnitte führen nun mal dazu, dass sie Spuren auf der Seele des Menschen hinterlassen. Gerade bei MS ist ein Rückzug vom Leben und der Umwelt eine Gefahr, der es vorzubeugen gilt. Jeder Mensch muss lernen und für sich entscheiden, wie er mit der neuen Situation klar kommt, ob er alleine damit fertig wird und alles aus eigener Kraft organisieren kann.

Besonders für Alleinstehende und ohnehin schon kontaktarme Personen ist das aber sehr schwer. In diesen Fällen ist der behandelnde Arzt dann möglicherweise der einzige Ansprechpartner, mit dem man über seine Krankheit sprechen kann. Aber auch er kann nicht auf allen Ebenen helfen. Eventuell wird er von sich aus empfehlen, eine Psychotherapie in das Behandlungskonzept mit einzubeziehen.

In der Psychotherapie wird nicht nur die aktuelle Situation mit all ihren Ängsten und Problemen analysiert, sondern auch die Zukunft in allen Lebensbereichen wird gemeinsam mit dem Psychotherapeuten erarbeitet. In einer

Verhaltenstherapie lernt der Patient, wie er mit der Situation umgehen kann, wie er Wege aus der Isolation findet und die Krankheit annimmt. Denn gerade dieser Punkt ist entscheidend für die eigene Lebensgestaltung mit MS. Wer ständig nur über die Krankheit grübelt, sich Angst um das Morgen macht und alles verloren sieht, verliert eine wesentliche Lebensmotivation. Depressionen sind dann nicht selten die gefährliche Folge.

In einer Rehabilitationsmaßnahme wird die Psychotherapie oftmals begleitend zu den anderen Therapieformen eingesetzt. Die Ansätze zur psychologischen Behandlung sind dabei sehr vielfältig. Es gibt die Einzelgespräche zwischen Arzt und Patient oder die Gruppengespräche. Diese Form der psychologischen Therapie setzt auch ein großes Öffnungspotential voraus. In einer Gruppe von Menschen mit gleichen oder ähnlichen Krankheitsumständen werden die eigenen Konflikte erörtert, aber auch das Zuhören und Mitdiskutieren sind gefragt. Solche Gruppentherapien können auch Rollenspiele beinhalten. Diese Therapieform findet unter Aufsicht und Leitung eines Arztes oder Sozialpädagogen statt.

Tanztherapie und Gestalttherapie sind weitere Formen, die in den psychologischen Bereich gehen. Das Malen und künstlerische Gestalten hilft vielen Patienten dabei, ein inneres Gleichgewicht aufzubauen, indem sie ihrem Problem Ausdruck durch Bilder, Skulpturen oder andere, selbst gefertigte Objekte geben.

Eine Psychotherapie geht meistens über die Zeit einer stationären Rehabilitation hinaus. Denn entweder wurde sie schon vorher begonnen, oder sie wird zuhause bei einem vertrauten Psychotherapeuten weitergeführt.

Entspannungsmethoden

Bei der Behandlung der MS steht die Vermeidung oder Abmilderung erneuter Schübe immer im Mittelpunkt. Dabei geht es insbesondere darum, bekannte Auslöser möglichst zu vermeiden. Nicht immer gelingt dies, zumal diverse Trigger unvermeidbar sind. Einer der wichtigsten Auslöser jedoch, den man selbst beeinflussen kann, ist der Stress. Nicht nur die Tatsache, dass Stress erneute Schübe auslösen und diese in ihrer Ausprägung verstärken kann, sondern auch, dass bereits bestehende Symptome verschlimmert werden können, macht den Stress zu einem unliebsamen Weggefährten.

Im Umkehrschluss bedeutet dies, dass man durch die Vermeidung von Stress aktiv zu einer längeren schubfreien Phase beitragen kann. Somit sollten regelmäßig durchgeführte Entspannungsverfahren einen wesentlichen Bestandteil einer MS-Behandlung ausmachen.

Als vorbeugende Maßnahme ist es somit wichtig, den Körper vor Stress zu schützen. Hierbei geht es jedoch nicht nur um psychisch bedingten Stress, sondern auch um jegliche Reizüberflutung, die vom Körper als Stressoren empfunden wird.

Wie sich der Stress im Körper niederschlägt, ist ganz individuell. Dennoch ist sehr häufig der Verdauungstrakt betroffen. ‚Mir ist das auf den Magen geschlagen' ist ein typisches Sprichwort dafür, wie sehr sich Stress und Belastungen auf das Verdauungssystem auswirken können. Auch dass manche Menschen in stressigen Phasen kaum einen Bissen hinunter bekommen und andere hingegen ins Stressessen verfallen, zeigt die starke Verbindung zwischen Stress und der Verdauung. Und bei den meisten Menschen führen Stress und Hektik zu Störungen des Magen-Darm-Bereichs. Für MS-Patienten bedeutet dies, dass Stress auch zu einer schlechten Verdauung führen kann, die sich ebenfalls ungünstig auf den Krankheitsverlauf auswirken kann. Stress ist also in mehrerer Hinsicht bei MS schädlich und sollte unbedingt reduziert werden.

Für regelmäßige Entspannung bieten sich verschiedene Methoden an, die von individuellen Vorlieben abhängig sind. Während bei einigen Personen das Hören von Entspannungsmusik für Stressabbau sorgt, können andere hingegen bei aktiven Entspannungsübungen besser abschalten.

Sinnvoll ist es, zunächst verschiedene Ansätze auszuprobieren und sich letztendlich für eine der Methoden zu entscheiden, die einem am besten gefällt und bei der man den Eindruck hat, dass diese am effektivsten wirkt. Am besten wählt man eine Methode aus, die auch Zuhause fortgeführt werden kann.

Die Wirksamkeit der Entspannungsverfahren macht sich bei einer regelmäßigen Anwendung meistens schon nach kurzer Zeit bemerkbar, indem sich alle funktionellen Störungen verbessern wie unter anderem Schlafstörungen, Verdauungsprobleme und Herz-Kreislauf-Beschwerden. Darüber hinaus kommt es auch zu einer Verbesserung verschiedener psychischer Symptome, sodass Ängste, Unsicherheiten, leichte Erregbarkeit und Nervosität nachlassen.

Im Folgenden werden Ihnen einige Möglichkeiten vorgestellt, die zu einer Stressreduzierung beitragen. Darüber hinaus gibt es noch einige weitere Methoden wie beispielsweise Yoga, Feldenkrais, Tai Chi und Eutonie.

Muskelrelaxation nach Jacobson

Diese Entspannungstechnik versetzt den Anwender in die Lage, auch in sehr unruhigen Umgebungen und Situationen zu entspannen und ruhig zu bleiben. Das auch als ‚Progressive Muskelentspannung' oder ‚Tiefenmuskelentspannung' bezeichnete Verfahren, das vor mehr als 70 Jahren von dem aus Schweden in die USA emigrierten Arzt Edmund Jacobson entwickelt worden ist, kann man relativ leicht erlernen.

Im Mittelpunkt der Muskelrelaxation steht das bewusste Empfinden systematischen An- und Entspannens von Muskeln und Muskelgruppen.

Wer in der Lage ist, den Unterschied zwischen muskulärer An- und Entspannung eindeutig wahrzunehmen, kann auch andere Spannungszustände im Körper leichter erkennen. Dies ist eine Voraussetzung für dieses Verfahren.

Körper und Seele stehen in enger Beziehung zueinander. Jacobson geht davon aus, dass seelische Belastungen zu Muskelverspannungen führen, die wiederum seelisches Unbehagen auslösen können. Entspannen sich die Muskeln, fühlt man sich insgesamt entspannt. Man ist ausgeglichen und lockerer.

Das so genannte Basisprogramm wird in bequemer Rückenlage (weiche Unterlage) geübt. Grundvoraussetzung für den Übungserfolg ist eine entspannte Atmung, bei der allein die Absenkung und Hochwölbung des Zwerchfells für das Ein- und Ausströmen der Atemluft sorgt.

Das zeigt sich durch Heben und Senken der Bauchdecke. Meist beginnt man die Übungen mit den Füßen: Sie werden zur sogenannten Zehenfaust angespannt, wobei die Zehen so weit wie möglich in Richtung Ferse gebeugt werden. Wenn möglich, sollte man die Muskeln immer so stark anspannen, dass sich ein Zittern bemerkbar macht. Anschließend werden Unterschenkel-, Oberschenkel-, Gesäß-, Bauch- und Beckenmuskeln angespannt.

Selbst die Gesichtsmuskeln bleiben nicht ausgespart. Die Spannung wird zwischen 2 und 4 Sekunden gehalten, dann abrupt gelöst. Nun schließt sich die wichtige Phase an, in der die Entspannung wahrgenommen wird. Dabei soll man sich intensiv auf das entsprechende Körperteil konzentrieren.

Mindestens 2 – 4 Wochen konsequentes Training sind erforderlich, um bereits nach wenigen Minuten den gewünschten Entspannungszustand zu erreichen. Bis zu einem Vierteljahr Trainingsdauer muss man einplanen, bis man in der Lage ist, in wenigen Augenblicken und an jedem beliebigen Ort in eine tiefe Entspannung zu sinken.

Die Faustregel lautet wie bei allen Entspannungsmethoden: Regelmäßiges Üben ist wichtiger als langes Üben.

Entstehen Pausen von mehr als 4 Tagen, beginnt der Muskel zu vergessen, was er an Entspannungsfähigkeit erlernt hatte. Fortgeschrittenen genügen 5 Minuten intensives Training alle 4 Tage, um ihren Muskeln die optimale Entspannungsbereitschaft zu erhalten.

Meditation

Viele Meditationstechniken haben ihren Ursprung in religiösen Traditionen, besonders in fernöstlichen Lehren ist die Meditation ein wichtiger Bestandteil. In den 1970-er Jahren schwappte eine regelrechte Meditationswelle von Asien hinüber in die westliche Welt. Im Laufe der Zeit wurden viele Methoden an die westlichen Vorstellungen und Bedürfnisse angepasst, was dazu geführt hat, dass wir mittlerweile über ein riesiges Angebot an Meditationen verfügen.

Die Meditation ist eine sehr effektive Technik, wenn es darum geht, Stress aus dem Alltagsleben zu verarbeiten, der bewusst oder *unterbewusst* belastet und die Entspannung am Abend erschwert. Bei Meditationsübungen geht es meist um die innere Konzentration auf die Atmung, ein Wort, Objekt oder das eigene Körperempfinden, um die Gedanken zu beruhigen und sich zu entspannen. Den meisten Menschen fällt es anfangs nicht ganz leicht, sich zu konzentrieren, oder sie kommen sich "komisch" vor, wenn sie beispielsweise minutenlang ein bestimmtes Wort wiederholen sollen.

Doch Meditation ist wie ein ‚mentaler Muskel'. Das bedeutet, je öfter die Meditationstechniken praktiziert werden, desto leichter und selbstverständlicher wird es. Hier kann es auch sehr hilfreich sein, eine Meditationsgruppe aufzusuchen, bei der man eine Anleitung durch einen Lehrer erhält. Für Zuhause sind auch Meditations-CDs ein sehr geeignetes Hilfsmittel.

Phantasiereisen

Phantasiereisen bezeichnet man auch als Traumreisen. Hierbei liegt man mit geschlossenen Augen auf einer Bodenmatte und verfolgt in seinen Gedanken die Geschichte, die der Therapeut vorliest oder erzählt. Diese gedankliche Reise kann beispielsweise an einen bekannten Strand oder einen Fernsehturm führen, sich in einer Gaststätte abspielen oder in einem Heißluftballon, der über eine unbewohnte Insel schwebt. Der Phantasie sind hier keine Grenzen gesetzt, und es liegt im Ermessen des Therapeuten, mit welchem Thema sich die Phantasiereise beschäftigt.

Während dieser Reise schaltet man völlig ab. Alle anderen Gedanken, die man noch zuvor noch hatte, sind verschwunden, weil man sich ganz auf die Reise einlässt.

Wenn man die Phantasiereisen Zuhause fortführen möchte, kann man seinen Partner bitten, eine Reise zu erzählen oder vorzulesen. Dieser sollte mit einer ruhigen und langsamen Stimme sprechen, und zwischen den einzelnen Sätzen kurze Pausen einhalten.

Qi Gong

Qi Gong kommt aus der Traditionellen Chinesischen Medizin (TCM) und wird in China bereits seit Jahrtausenden praktiziert. Das Wort Qi Gong steht für Lebensenergie, wobei Qi Energie bedeutet und Gong Übung oder Arbeit heißt. Die TCM geht davon aus, dass sogenannte Meridiane die Kanäle im Körper sind, durch die die Lebensenergie Qi fließt. Jeder Meridian ist mit einer Organgruppe oder einem einzelnen Organ verbunden. Durch Blockaden von Meridianen kann die Lebensenergie nicht mehr störungsfrei fließen, sodass es zu Beeinträchtigungen von Körper und Seele kommt, die sich als gesundheitliche Beschwerden äußern.

Das Ziel von Qi Gong ist es demnach, Blockaden zu vermeiden und die Lebensenergie zu stärken, indem Energie gesammelt wird. Durch das Ansammeln von ausreichender Energie soll es möglich sein, mit Stress und Krankheiten besser umzugehen. So soll durch die Qi Gong-Übungen nicht nur die Aktivierung der Selbstheilungskräfte erreicht werden, sondern sie sollen auch zur Aufrechterhaltung der Gesundheit beitragen. Bereits bestehende Erkrankungen sollen positiv beeinflusst werden.

Die gymnastischen Übungen werden in aufrechter Position durchgeführt, damit die Energie (Qi) ohne Blockaden fließen kann. Qi Gong umfasst unterschiedliche Bewegungsübungen in Kombination mit Entspannungs- und Atemtechniken und dient der Harmonisierung von körperlichen und mentalen Prozessen.

Der Wirkmechanismus von Qi Gong wird auf eine Regulation des vegetativen Nervensystems zurückgeführt. Bei der MS-Behandlung kommt Qi Gong auch in Form einer Kombinationstherapie mit Meditationstechniken zum Einsatz.

Autogenes Training

Autogenes Training basiert auf der Erkenntnis, dass durch das Wiederholen bestimmter Formelsätze ein Entspannungszustand erreicht werden kann. Hierfür konzentriert man sich mit geschlossenen Augen zum Beispiel auf: ‚Mein linker Arm ist ganz schwer', oder ‚Mein rechter Fuß ist warm'. Während dieser Konzentration auf die jeweiligen Körperteile stellt sich automatisch Entspannung ein.

Autogenes Training bedarf einiger Übung, sodass die Anwendungen nach ca. 6 Wochen und 1 bis 2 wöchentlichen Sitzungen in Eigenregie zuhause fortgeführt werden können. Das Erlernen des Autogenen Trainings erfolgt meistens in kleinen Gruppen.

Der positive Effekt des Autogenen Trainings äußert sich nicht nur durch einen Erholungseffekt und Stressreduzierung, sondern auch in einer Verbesserung des Allgemeinbefindens.

Entspannungsübungen

Zusätzlich zu den verschiedenen Entspannungsmethoden gibt es viele kleine Übungen, die Sie ohne Vorkenntnisse und großen Aufwand ‚zwischendurch' einsetzen können. Nutzen Sie beispielsweise Ihre Mittagspause im Büro, oder eine Pause bei einer langen Autofahrt.

Mit Konzentration zur Ruhe kommen

Schließen Sie für diese Übung die Augen, und legen Sie den Zeigefinger auf Ihre Stirn. Es ist egal, ob dies der Finger Ihrer rechten oder linken Hand ist.

Fühlen Sie nun ganz bewusst die Stelle, die Ihr Finger berührt. Nehmen Sie ganz bewusst die Beschaffenheit Ihrer Stirn wahr. Konzentrieren Sie sich ganz und gar auf Ihre Stirn und die Beschaffenheit, die Sie nun durch Ihren Zeigefinger hindurch wahrnehmen.

Fühlen Sie Kälte, Hitze? Ist die Stirn rau oder glatt? Intensivieren Sie Ihre Emotion, und nehmen Sie anschließend einen weiteren Finger für diese Übung hinzu. Und dann einen weiteren Finger.

Nach ca. 5 Minuten öffnen Sie Ihre Augen. Sie atmen nun einige Male tief ein und wieder aus. Achten Sie darauf, ob Sie sich ausgeglichener und ruhiger fühlen. Bereits diese einfache Übung kann einen spürbar schönen Effekt auf Ihr Befinden ausüben.

Wie fühlen Sie sich? Erleben Sie sich insgesamt besser, wohler und entspannter? Wenn Sie nichts gespürt haben sollten, lag es unter Umständen an einer mangelnden Konzentration. Versuchen Sie es noch einmal, falls Sie keine spürbare Verbesserung feststellen konnten.

Die 5-Minuten-Übung

Setzen Sie sich in bequemer aufrechter Haltung auf einen Stuhl oder eine Gymnastikmatte. Legen Sie die Hände in den Schoß, und halten Sie die Augen geöffnet. Konzentrieren Sie sich nun auf einen beliebigen Gegenstand. Dies kann beispielsweise eine Pflanze sein, ein Bild, ein Buch, eine Lampe oder der Heizkörper.

Betrachten Sie diesen Gegenstand nun sieben bis zehn Sekunden lang. Danach lassen Sie den Blick schweifen und sehen erneut auf den Gegenstand. Wiederholen Sie diese Übung fünf Minuten lang. Anschließend schließen Sie die Augen kurz und atmen tief ein und aus.

Verspannungen lösen

Stellen Sie sich vor, wie sich während des Einatmens Ihr ganzer Körper anspannt und während des Ausatmens entspannt. Gehen Sie hierfür jeden Körperbereich einzeln durch, indem Sie diesen zuerst anspannen und dann entspannen: Ihre Füße, Beine, Oberschenkel, Hüften, der Bauch, der untere Rücken, die Schultern, Oberarme, Unterarme und Hände.

Wiederholen Sie das An- und Entspannen für jeden Körperbereich zweimal und wenn Sie mögen, auch noch öfter. Wenn Sie danach immer noch einen angespannten Körperbereich feststellen, lösen Sie diese Verspannungen durch das An- und Entspannen auf.

Beseitigen Sie Ihr Stressthema

Setzen Sie sich entspannt auf einen bequemen Stuhl. Schließen Sie die Augen, und legen Sie eine Handinnenfläche auf Ihre Stirn. Konzentrieren Sie sich jetzt auf das Thema, das Sie gerade besonders belastet. Was genau ist es, was Ihnen Stress bereitet? Lassen Sie alle Bilder und Situationen, die mit diesem Stressfaktor zusammenhängen an Ihrem inneren Auge vorbeiziehen.

Achten Sie nun darauf, was Sie dabei fühlen, und wo sich Ihre Empfindungen in Ihrem Körper bemerkbar machen. Ist es der Bauch, der Rücken, oder sind es die Arme? Empfinden Sie ein Zittern, fühlen Sie sich insgesamt unwohl, und möchten Sie aus dieser Situation aussteigen? Dann überlegen Sie, welche Farbe Ihnen gerade einfällt. Mit welcher Farbe bringen Sie Ihren Stressfaktor in Verbindung? Ist es rot oder blau? Es ist egal, welche Farbe Sie wählen, wichtig ist, dass es die Farbe ist, mit der Sie sich gerade verbunden fühlen.

Stellen Sie sich jetzt ein Rohr vor, das Sie an dem Körperteil anlegen, an dem Sie die Stresssituation gefühlt haben. Wenn es beispielsweise der Bauch ist, dann stellen Sie sich vor, wie Sie dieses Rohr an Ihren Bauch anlehnen und die von Ihnen gewählte Farbe hineingießen. Lassen Sie nun in Ihren Gedanken diese Farbe über das Rohr aus Ihrem Körper abfließen.

Wiederholen Sie diese Übung so lange, bis Sie die vorgestellte Situation nicht mehr als belastend empfinden. Meistens reicht es aus, wenn man die Übung dreimal wiederholt.

Therapiemöglichkeiten der Naturheilkunde

Betrachtet man die schulmedizinische Therapiesituation für MS-Patienten, so lässt sich schnell feststellen, dass diese für viele Betroffene eigentlich sehr unbefriedigend ist. Und so ist es oft nur eine Frage der Zeit, sich darüber Gedanken zu machen: ‚Naturheilkunde oder Schulmedizin?' Während es bei akuten Erkrankungen oder Unfällen keinerlei Zweifel daran gibt, dass schulmedizinische Eingriffe absolut notwendig sind, verhält sich dies bei chronischen Krankheiten ganz anders. Denn während die Schulmedizin bei einer chronischen Erkrankung in der Regel nur die Symptombekämpfung kennt und jedes einzeln stehende Organ für sich betrachtet, ergründet die Naturheilkunde eher die Krankheitsursache und sieht und behandelt den Menschen ganzheitlich.

Wer chronisch erkrankt ist, keinen Fortschritt in der Genesung feststellen kann oder sogar stetige Verschlechterungen des Gesundheitszustandes erfährt, sucht irgendwann nach Alternativen.

In dieser Orientierungsphase, in der es darum geht, sich aktiv um wirksame Therapien zu bemühen, stoßen viele Patienten auf alternative Heilverfahren. Dabei haben sie zunächst das Problem, dass sie vor einem riesigen Angebotsspektrum stehen. Denn was ist gut? Was hilft? Was ist möglicherweise schädlich? Gibt es wissenschaftliche Studien? Und lässt sich die Therapie mit den schulmedizinischen Behandlungen vereinbaren?

Man fühlt sich schnell wie in einem undurchsichtigen Dschungel, und man weiß seriöse von unseriösen Methoden nicht zu unterscheiden.

Auch wenn es für viele naturheilkundlichen Behandlungsverfahren keine wissenschaftlich fundierten Beweise gibt, so sollte man bedenken, dass die Naturheilkunde nicht ohne Grund auch als Erfahrungsmedizin bezeichnet wird. Viele Methoden basieren auf alten Traditionen und Erfahrungen, die schon mehrere tausende Jahre zurückliegen. Die Schulmedizin ist im Vergleich zu diesen Verfahren eher ein junger medizinischer Zweig, entstand er doch erst im letzten Jahrhundert im Zeitalter der Industrialisierung.

Auch wenn zwar in der Naturheilkunde nicht immer genau wissenschaftlich erklärt werden kann, warum welche Wirkung tatsächlich eintritt, so kann man mit ihrer Hilfe dennoch oft erstaunliche Symptomverbesserungen erreichen. Und mit den richtig gewählten Präparaten ist es anhand naturheilkundlicher Substanzen nicht selten möglich, die Nebenwirkungen chemischer Medikamente zu reduzieren.

Bei der MS kommt hinzu, dass sich in vielen Fällen die Schübe mithilfe einer ganzheitlichen Therapie vermeiden oder verkürzen lassen oder weniger heftig verlaufen. Aber auch, wenn es darum geht, die Spastiken, Müdigkeit, Schlafstörungen und Schmerzen zu lindern und mehr Beweglichkeit zu erlangen, kann die Naturheilkunde sehr nützlich sein.

Ein Behandlungskonzept für die MS sollte grundsätzlich auf mehreren Säulen aufgebaut werden. Die naturheilkundlichen Methoden wirken dabei gemeinsam oder können sich gegenseitig ergänzen. In der Regel werden sie als flankierende Maßnahmen zu den schulmedizinischen Therapien eingesetzt. So wird ein erfahrener Therapeut ein speziell auf den Patienten abgestimmtes naturheilkundliches Konzept erarbeiten, das bei Bedarf auch die schulmedizinischen Bausteine integriert.

Auch wenn die Naturheilkunde im Vergleich zur Schulmedizin sicherlich die sanftere Herangehensweise ist, so darf niemals unbedacht bleiben, dass auch diese Verfahren durchaus Nebenwirkungen mit sich bringen können oder unerwünschte Wechselwirkungen mit anderen Präparaten möglich sind. Außerdem gibt es leider auch immer wieder Therapieverfahren, die von zweifelhaftem Nutzen sind und nicht nur viel Geld kosten, sondern auch gefährlich sein können. Daher kann es etwas schwierig sein, die jeweils für sich passende Methode herauszufinden. Einschlägige Literatur und Erfahrungen von Mitpatienten können hier eine große Hilfe sein, um sich mehr Transparenz zu verschaffen.

Fast alle Methoden der Naturheilkunde haben gemeinsam, dass sie zu langsamen Veränderungen führen. Das bedeutet, dass man sich darauf einstellen sollte, keine Schnellreaktionen zu erwarten, wie man es aus der Schulmedizin kennt, nach dem Motto ‚Schmerztablette rein, und die Schmerzen sind weg.' Die Naturheilkunde funktioniert langfristiger, aber auch ursächlicher. Meistens ist für den Therapieerfolg auch eine gewisse Portion an Mitarbeit erforderlich, die auch schon mal etwas unbequeme Umstellungen der Lebensführung und Gewohnheiten nötig macht. Doch mit dem ausreichenden Ehrgeiz und Durchhaltevermögen kann die Naturheilkunde in vielen Fällen ein regelrechter Segen sein.

Wenn Sie zur Behandlung Ihrer MS naturheilkundliche Methoden in Erwägung ziehen, sprechen Sie dies unbedingt mit Ihrem behandelnden Arzt ab, denn grundsätzlich sollten derartige Maßnahmen immer durch ihn begleitet werden. Ideal wäre es, wenn er sich dieser Thematik gegenüber offen zeigen würde, und noch idealer wäre es natürlich, wenn er sich gut mit diesen naturheilkundlichen Möglichkeiten auskennen würde und bereits über viel Erfahrung mit MS-Patienten verfügt.

Vermutlich werden Sie selbst feststellen, dass die Situation diesbezüglich derzeit noch recht unbefriedigend ist, weil sich viele Ärzte (insbesondere Neurologen) nicht sehr intensiv mit dem Thema Naturheilkunde auseinandersetzen und stattdessen in der Regel immer auf ihre wissenschaftlich begründeten Behandlungskonzepte der Schulmedizin verweisen. So kann es manchmal tatsächlich sinnvoll sein, einen längeren Anfahrtsweg in Kauf zu nehmen, wenn man sich bezüglich der Naturheilkunde bei einem weiter entfernt ansässigen Therapeuten besser aufgehoben fühlt.

Zusammenfassend kann zum Wohle der Patienten nur dafür plädiert werden, bei der MS eine Kombination von herkömmlichen schulmedizinischen Therapiekonzepten in Einklang mit naturheilkundlichen Möglichkeiten anzustreben. Insbesondere wenn es um die alleinige Verabreichung von nebenwirkungsstarken Medikamenten geht, darf dies nicht die einzige Antwort auf die Erkrankung sein.

Doch anstatt diese beiden unterschiedlichen medizinischen Welten in Einklang miteinander zu bringen und sich nicht gegenseitig auszuschließen, kommt es leider immer wieder vor, dass Patienten verunsichert werden. Anstatt zu fragen ‚entweder die Schulmedizin oder Naturheilkunde' könnte in vielen Fällen die Herangehensweise ‚Schulmedizin plus Naturheilkunde' bessere Fortschritte in der Behandlung chronischer Erkrankungen hervorbringen. Es geht ganz und gar nicht darum, die Schulmedizin durch die Naturheilkunde zu ersetzen, sondern vielmehr darum, beide Bereiche miteinander im Einklang anzuwenden.

Dies spiegelt auch die Denkweise vieler chronisch erkrankter Menschen wider. Viele von ihnen gelangen nach einer längeren Phase ihrer chronischen Erkrankung an den Punkt, an dem sie allein durch die Schulmedizin keine oder kaum noch Fortschritte erkennen. Und anstatt sich ihrem Schicksal hilflos hinzugeben, werden sie aktiv und suchen gezielt nach alternativen Möglichkeiten, um doch noch aus ihrer aussichtslos erscheinenden Situation herauszukommen. Sie wollen der Erkrankung nicht als passiver Patient ausgeliefert sein, sondern sich in Eigenregie um Behandlungsalternativen kümmern. Und auch bei vielen MS-Patienten, die sich aktiv an ihrem Gesünderwerden beteiligen und ihre Krankheit nicht als ein unveränderliches Schicksal betrachten, zeigen sich im Gegensatz zu inaktiven Betroffenen oft beeindruckende Erfolge.

Zwar müssen Therapien und Präparate aus dem naturheilkundlichen Bereich meistens selbst finanziert werden, aber wenn dies mit einer verbesserten Gesundheit belohnt wird, ist man auch bereit, dies zu leisten, natürlich vorausgesetzt, man trotz der Krankheit noch immer die finanziellen Möglichkeiten. Abgesehen von diesen Überlegungen sind naturheilkundliche Behandlungsverfahren in vielen Fällen sehr willkommene Möglichkeiten, um die Erkrankung noch besser in den Griff zu bekommen.

Die nachfolgend in diesem Kapitel vorgestellten Möglichkeiten aus der Naturheilkunde decken bei weitem nicht das ganze Spektrum ab, das möglicherweise in Betracht kommt. Sicher gibt es darüber hinaus auch noch weitere sinnvolle Behandlungsmöglichkeiten.

Akupunktur

Die Akupunktur ist ein Therapieverfahren, das seit über 2.000 Jahren in der Traditionellen Chinesischen Medizin (TCM) angewendet wird. Mittlerweile schätzen auch viele naturheilkundlich orientierte Therapeuten die Akupunktur bei einer Vielzahl von Erkrankungen wie beispielsweise der MS. Aufgrund des sehr komplexen Krankheitsbildes der MS wird sie in der Regel immer von weiteren Therapien begleitet.

Die TCM geht davon aus, dass Meridiane die Kanäle im Körper sind, durch die die Lebensenergie Qi fließt. Ist dieser Energiefluss zur Stagnation gekommen, entsteht Krankheit. Da jeder Meridian mit einer Organgruppe oder einem einzelnen Organ verbunden ist, können über die Stimulierung der bestimmten Meridiane verschiedene Körperregionen erreicht werden.

Bei der MS geht man davon aus, dass die Stagnation des Energieflusses durch die Bildung von Plaques in der Meylinscheide entsteht. So geht es am Anfang darum, diese vorhandenen Blockaden aufzulösen, damit der Energiefluss wieder ungehindert vonstatten gehen kann. Neben dem Reduzieren der Schmerzen kann es bei der MS auch zur Abmilderung begleitender Symptome kommen wie zu einer Verringerung der Müdigkeit und Entzündungen.

Ein weiterer Aspekt ist das Ausscheiden von Schlacken, die bei einer MS eigentlich immer vorhanden sind. Um das Bindegewebe hiervon zu befreien, werden beispielsweise Akupunkturnadeln auf Meridiane der Milz, Bauchspeicheldrüse, Galle und des Magens angesetzt.

Die Akupunktur ist eine Reiz- bzw. Regulationstherapie, die anhand von 15 bis 20 Akupunkturnadeln durchgeführt wird. Es sollten immer so wenige Nadeln wie möglich gesetzt werden, aber in Einzelfällen kann eine höhere Anzahl erforderlich sein. Die Nadeln werden je nach Beschwerdebild an den entsprechenden Meridianen leicht in die Haut gepiekst. Somit werden die jeweiligen Organe in ihrer Aktivität angeregt und die Selbstheilungskräfte aktiviert.

Auch wenn bis heute viele wissenschaftliche Nachweise für ihre Wirksamkeit fehlen, so wird die Akupunktur zunehmend auch in der westlichen Medizin bei zahlreichen Krankheiten eingesetzt.

Eine Akupunkturtherapie besteht insgesamt aus 10 bis 15 Sitzungen. Jede Anwendung dauert etwa 30 Minuten und wird meistens in bequemer Liegeposition durchgeführt.

Bei der Ohrakupunktur findet die Anwendung im Sitzen statt, indem nur Akupunkturpunkte am Ohr behandelt werden. Diese Art der Akupunktur wurde von dem französischen Arzt Dr. Nogier entwickelt, als er feststellte, dass sich in den Ohren Reflexzonen befinden, die den gesamten Körper erreichen.

Die moderne Medizin hat die klassische Akupunktur in einigen Punkten weiterentwickelt. So werden anhand von Laser- oder Elektroakpunkturanwendungen die Meridiane nicht durch Nadeln aktiviert, sondern durch Elektro- bzw. Laserenergie.

Bei Patienten, die ein überdurchschnittlich ausgeprägtes Schmerzempfinden aufweisen, kommt mittlerweile sehr häufig die schmerzfreie Laserakupunktur anstelle der klassischen Nadel-Akupunktur zum Einsatz. Eine erhöhte Schmerzempfindlichkeit wird darauf zurückgeführt, dass viele Meridiane des Körpers blockiert sind.

Akupressur

Auch die Akupressur ist eine Heilmethode der TCM. Anstatt mit Akupunkturnadeln werden die Meridiane durch eine punktuelle Druckmassage der Fingerkuppen aktiviert.

Da sie also ohne Geräte oder andere Hilfsmittel angewendet werden kann, ist sie in einigen Fällen eine ideale Methode für eine schmerzfreie Anwendung, die auch als Selbstbehandlung möglich ist. Hierfür wird der jeweilige Punkt mit kreisenden Bewegungen kräftig gedrückt.

Mit dieser einfachen Methode kann man auch bei plötzlich auftretenden Beschwerden sofort für eine Linderung sorgen. Voraussetzung ist, dass man die jeweils notwendigen Akupressurpunkte kennt. Ist man z. B. von plötzlicher Müdigkeit betroffen, was bei der MS bekanntermaßen keine Seltenheit ist, kann es hilfreich sein, beide Ohrläppchen mit den Daumen und Zeigefingern zu massieren und anschließend ein paar Mal an den Ohrläppchen zu ziehen.

Da es über 400 Akupressur- bzw. Akupunkturpunkte gibt, ist es unerlässlich, sich anhand entsprechender Literatur zu informieren. Trotz der Möglichkeit, Akupressur in Eigenregie anzuwenden, sollten Sie immer Rücksprache mit Ihrem Arzt halten.

In den vergangenen Jahren wurde die Akupressur in einigen Punkten verändert oder vereinfacht. So haben die inzwischen bekannten Methoden Klopf-Akupressur und Thought Field Therapy ihre Basis in der klassischen Akupressur.

Auch in Form einer Massage kann die Akupressur angewendet werden. Diese erfolgt beispielsweise entlang des Rückens, um schmerzhafte Bauchkrämpfe zu lindern. In vielen Fällen lassen die Schmerzen bereits innerhalb der ersten 5 Minuten der Akupressur-Massage nach. Die Schmerzlinderung hält anschliessend zwischen 3 und 6 Stunden lang an.

Apherese

Obwohl die Apherese schon seit einigen Jahren sehr erfolgreich bei verschiedenen Krankheitsbildern eingesetzt wird und auch bei der Behandlung von neurologischen Erkrankungen in vielen Fällen zu sehr beachtlichen Erfolgen führen kann, ist sie immer noch eine vergleichsweise unbekannte Behandlungsmethode.

Dabei wurde bereits 1999 auf dem Kongress der International Society for Apheresis (ISFA) 1999 in Saarbrücken aufgezeigt, dass die Apherese auch bei der MS große Erfolge erzielen kann, und zwar insbesondere bei akuten Schüben und bei chronisch progedienten Krankheitsverläufen.
Die Apherese ist nichts anderes als eine Blutplasmareinigung und wird umgangssprachlich als Blutwäsche bzw. -reinigung bezeichnet.

Apherese wird bei chronischen und akuten Erkrankungen des Stoffwechsels, sowie bei Autoimmunerkrankungen wie Rheuma, MS, chronischen Entzündungen, Umwelterkrankungen wie chronischen Vergiftungen, Darmerkrankungen wie Morbus Crohn und Colitis Ulcerosa, bestimmten Herzmuskelerkrankungen und chronischen Infektionen wie z. B. Borreliose eingesetzt.

Grundlage der Apherese ist die Tatsache, dass sich bei bestimmten Krankheiten Substanzen im Blut befinden, die zu Schäden führen können. Bei der Blutplasmareinigung wird dem Körper dazu verholfen, sich von diesen schädlichen Stoffwechselprodukten, Toxinen und krankhaften Eiweißen zu befreien. Dadurch können das Immunsystem und der Stoffwechsel in ihr Gleichgewicht zurück gebracht werden.

Patienten, die beispielsweise gleichzeitig von einer Borreliose und einer Schwermetallbelastung betroffen sind, was bei einer MS durchaus vorkommt, können durch die Apherese somit sogar doppelt profitieren, weil nicht nur den

Borrelien entgegengetreten wird, sondern auch Schwermetalle ausgeleitet werden.

Während der Anwendung ist der Patient an ein so genanntes Apheresegerät angeschlossen, durch das das Blut geleitet wird. Somit wird das Blut außerhalb des Körpers ‚gereinigt'. Pro Sitzung werden insgesamt ca. 3.000 Milliliter Blut gereinigt, was eine Behandlungszeit von 80 und 120 Minuten erfordert und abhängig ist von der individuellen Plasmaflussrate und dem Plasmavolumen.

Das bekannteste Verfahren einer Blutreinigung ist als Dialyse bekannt. Hierbei übernimmt das Dialysegerät die Funktion der erkrankten Nieren und befreit das Blut von toxischen Stoffen.

Bei der Apherese erhält der Patient zwei Zugänge über die Venen. Über den einen Zugang wird Blut entnommen, durch das Apheresegerät geführt und anschließend durch den zweiten Venenzugang dem Körper wieder zurückgeführt. Die Apherese gilt weitgehend als nebenwirkungsfrei. Die jeweils benötigte Anzahl der Sitzungen ist abhängig von der Schwere der Erkrankung. Viele Patienten berichten von Besserungen nach der fünften Anwendung.

Die Kosten einer Apherese betragen pro Sitzung nicht selten über 1.000 Euro. Obwohl die Apherese in zahlreichen Ländern anerkannt ist, erfolgt in Deutschland die Kostenübernahme durch Krankenkassen indikationsabhängig. Meistens steht den Patienten ein steiniger Weg bevor, der aus einer nervenaufreibenden Auseinandersetzung mit der Krankenkasse besteht und nicht selten mit einer Klage vor dem Sozialgericht endet. Betroffene, die sich diesen Nervenkrieg ersparen möchten, übernehmen die Kosten selbst – sofern sie dazu finanziell überhaupt noch in der Lage sind.

Mittlerweile wird die Apherese bundesweit in etwa 100 spezialisierten Zentren in ambulanter Form angewendet.

Ayurveda

Wann genau die Lehre des Ayurveda entstanden ist, ist heute nicht mehr festzustellen. Schätzungen gehen davon aus, dass diese Lehre mindestens 5000 Jahre alt ist. Die frühesten Aufzeichnungen, die etwa 3000 Jahre alt sind, nennen sich Agnivesha Tantra.

Der Begriff Ayurveda lässt sich mit Lebensweisheit oder Lebenswissenschaft übersetzen. Ayurveda ist eine Kombination aus Erfahrung und Philosophie. Sie schafft einen Zusammenhang zwischen physischen, mentalen, emotionalen und spirituellen Faktoren und erklärt so menschliche Gesundheit und Krankheit. Das Konzept des Ayurveda ist also als ganzheitlich zu betrachten. Dabei gilt die Regel, dass Dinge, die man für sich selber tut, viel wirkungsvoller sind, als solche, die für einen getan werden.
Die indische Ayurveda-Lehre arbeitet nach einem ähnlichen Prinzip wie die europäische Lehre von den Temperamenten. Dabei orientiert sie sich an den verschiedenen Formen der Lebensenergien, den so genannten Doshas: Vata (= Wind oder Luft), Pitta (= Feuer und Wasser) und Kapha (Erde und Wasser). In jedem Organismus finden sich diese Elemente in unterschiedlichen Anteilen. Meist gibt es ein, maximal zwei dominante Doshas; in sehr seltenen Fällen finden sich alle drei Doshas in gleicher Ausprägung. Befinden sich die Energien im Gleichgewicht, ist der Mensch gesund; aus einem Ungleichgewicht resultiert Krankheit. Dabei ist bei jedem Menschen das Gleichgewicht der Doshas sehr individuell und die Behandlung und Medikation muss individuell festgesetzt werden.

Ziel der ayurvedischen Lehre ist die Vermeidung ernsthafter Krankheiten. Dazu werden die Auslöser isoliert und abgestellt. Viele Maßnahmen der Lehre zielen darauf ab, dem Körper zu helfen, sich selbst zu helfen.

Ayurvedisch behandelnde Therapeuten gehen davon aus, dass die Multiple Sklerose aufgrund eines Vata-Ungleichgewichtes entsteht. Um dieses Ungleichgewicht zu beseitigen, empfehlen sie ein Behandlungskonzept, das aus mehreren Bausteinen besteht. Neben einem geregelten Tagesablauf ist es wichtig, den Alltagsstress zu reduzieren, sich mehr Ruhe- und Schlafphasen (von 22.00 Uhr bis 06.00 Uhr) zu gönnen und für eine ausgewogene ayurvedische Ernährung zu sorgen. Neben dem Verzicht auf raffinierten Zucker ist es wichtig, warme gekochte Speisen und gesunde Öle zu verzehren. Die Mahlzeiten sollten einen süßlichen Charakter haben, aber dennoch keinen raffinierten Zucker enthalten. Die Ernährung sollte außerdem kein Fleisch, Käse, Alkohol und Koffein enthalten.

Kern der ayurvedischen Heilkunde ist eine spezielle Ernährungslehre, die sich, wie auch die Gesundheitslehre, an den Doshas orientieren. Ebenso individuell, wie die Medikamentierung sind daher auch die Ernährungsempfehlungen. Da viele der behandelten Krankheiten als Ernährungsfehler charakterisiert werden können, kann die ayurvedische Ernährungslehre ein optimaler Ansatz für die Behandlung sein.

Demnach sollte man nur essen, wenn man wirklich Hunger verspürt. Zwischenmahlzeiten, wie wir sie kennen, gibt es nicht, sodass zwischen den einzelnen Mahlzeiten mindestens drei Stunden liegen sollten. Die Hauptmahlzeit erfolgt immer mittags. Zu bevorzugen sind frische Lebensmittel, und als Getränke werden Wasser und Kräutertees gereicht. Wichtig ist, die Speisen niemals in unruhiger Gemütsverfassung zu sich zu nehmen. In jeder Mahlzeit sollten alle der fünf vorhandenen Geschmacksrichtungen zu finden sein.

Die Bedeutung der Ernährung für die ayurvedische Lehre wird klar, wenn man bedenkt, dass Nahrung als stoffliche Information für die Doshas angesehen wird. Diese Informationen werden im Verdauungsprozess in die so genannten Ojas umgewandelt. Darunter versteht man immaterielle, feinstoffliche Substanzen, die übrigens auch bei positiven Erlebnissen entstehen. Ojas stärken die Abwehrkräfte des Körpers und sorgen für eine optimale Verbindung zwischen Körper und Geist. Dabei hängt die Bildung des Ojas von einer guten Verdauung, also dem Verdauungsfeuer Agni, ab. Doch auch dieses wird durch Nahrungsmittel beeinflusst. Störungen des Agni, in unserem Verständnis Verdauungsbeschwerden, äußern sich durch Blähungen, Völlegefühl, Sodbrennen oder Heißhunger. Eine nicht optimal funktionierende Verdauung erzeugt Rückstände (Mala) und Giftstoffe (Ama), die sowohl den Stoffwechsel, als auch das Seelenleben beeinflussen.

Neben der Ernährung bildet ein regelmäßig durchgeführtes Entgiftungsprogramm eine wichtige Behandlungsgrundlage. Es sorgt dafür, dass der Körper von schädlichen Substanzen befreit wird. Hierfür ist in der ayurvedischen Behandlung das intensive tägliche Trinken von gekochtem Wasser ein wichtiger Bestandteil. Darüber hinaus werden umfangreiche Teil- und Ganzkörpermassagen mit individuell festgelegten Ölen durchgeführt, um die Entgiftung zu unterstützen.

Cranio-Sacrale-Therapie

Die Cranio-Sacrale-Therapie basiert auf den Erkenntnissen der Osteopathie und ist ebenfalls eine Ganzkörperbehandlung, die den Menschen als Ganzes betrachtet. Durch die gezielt angewendeten manuellen Techniken wird der Körper auf verschiedenen Ebenen revitalisiert, und das Immun- und Nervensystem, sowie der Bewegungsapparat werden gestärkt.

Die Handgriffe erfolgen hauptsächlich im Bereich des Schädels und des Kreuzbeines. Ziel des Therapeuten ist es, mögliche Blockaden zu entdecken und diese zu beseitigen. Hierdurch soll der Energiefluss verbessert und die Selbstheilungskräfte angeregt werden. Gute Erfolge sollen auch immer wieder bei der Linderung von Schmerzen, wie sie durch die MS auftreten, erreicht werden.

Enzymtherapie

Obwohl Enzyme bei vielen akuten und chronischen Erkrankungen sehr wirksam sein können, ist die Enzymtherapie noch immer vergleichsweise unbekannt.

Enzyme sind Substanzen, die für zahlreiche Stoffwechselvorgänge im Organismus benötigt werden wie beispielsweise für die Verdauung, Atmung, Fortpflanzung und das Wachstum. Mit ihrer Hilfe können chemische Reaktionen im Körper beschleunigt, ausgelöst oder gehemmt werden, sodass man sie auch als Biokatalysatoren bezeichnet.

Die therapeutischen Einsatzmöglichkeiten der Enzyme sind vielfältig, indem sie nicht nur das Immunsystem und die Selbstheilungskräfte aktivieren können, sondern auch zu Entzündungen verbessern. Bei MS werden Enzyme bereits beim Auftreten der allerersten Symptome eingesetzt, um die Schwere und Dauer eines Schubes abzumildern. Später eingesetzte Enzyme erreichen dieses Ziel nicht.

Während bei Frühsymptomen die Schulmedizin noch keinen Behandlungsbedarf sieht und erst bei einer Verschärfung der Beschwerden mit Cortison eingreift, können hochdosierte Enzyme (z. B. 15 Tabletten täglich) eine nützliche Maßnahme sein, um im Frühstadium eines Schubes einzugreifen. Häufig führt dies schon nach wenigen Tagen zu einer deutlichen Symptomverbesserung.

Weiterführende Informationen lesen Sie in dem bereits 1998 veröffentlichen Buch ‚Multiple Sklerose' von Christine Neuhofer, erschienen im Falken Verlag.

Christine Neuhofer war selbst an MS erkrankt und erreichte durch hochdosierte Enzyme beeindruckende Verbesserungen ihres Krankheitsverlaufs.

So wie für alle anderen Naturheilverfahren, so gilt auch für die Enzymtherapie, dass sie niemals in Eigenregie, sondern immer in Kooperation mit dem behandelnden Arzt erfolgen sollte.

Farbtherapie

Farben haben einen viel größeren Einfluss auf unser Seelenleben als es uns vielfach bewusst ist. Achten Sie mal darauf, welche Farben Ihre Lieblings-Kleidungsstücke haben. Hängen überwiegend schwarze, braune und dunkelgraue Pullover und Jacken in Ihrem Schrank?

Gerade an depressiven Tagen können genau diese Farben Ihre Seelenstimmung noch verschlimmern. Umgeben Sie sich stattdessen mit stimmungsaufhellenden Farben, die Ihnen Motivation und Kraft geben. Als die aktivierendste Farbe zählt Orange. Sie wird als Heilfarbe bei depressiven melancholischen Verstimmungen eingesetzt. In anderen Ländern werden die Häuser ganz bewusst mit vielen Farben ausgestattet. So bedeutet beispielsweise ein buntes Haus in Mexiko, dass der Besitzer voller Energie steckt. Umgekehrt können Farben auch ganz gezielt zur Entspannung eingesetzt werden.

Das heutige Interesse an der Farbtherapie ist besonders dem indischen Arzt Dinshah P. Ghadiali (1873 – 1966) und dem deutschen Heilpraktiker Heinz Schiegl zu verdanken. Während der Inder Ghadiali das erste Farblicht-Therapiesystem der Welt entwickelte, veröffentlichte Heinz Schiegl 1979 sein bekanntes Buch ‚Colortherapie'. Damit wurden die Grundsteine für das zunehmende Interesse am Farbeneinsatz für medizinische Zwecke in der heutigen Zeit gelegt.

Dabei gehört die Farbtherapie zu den ältesten bekannten Behandlungsmethoden, denn schon die Ägypter setzten Farben für die Steigerung des Wohlbefindens ein. Sie bauten sogenannte Farbtempel, in denen sieben Räume in unterschiedlichen Farben ausgestattet waren. Je nachdem, welche Erkrankung geheilt werden sollte, wurden die Personen in den entsprechend farblich zugeordneten Tempelraum gebracht.

Die Wirkungsweise von Farben auf die menschliche Psyche und Organismus ist unbestritten, aber warum und wie sich Farben auf den menschlichen Organismus auswirken, wird seit einigen Jahren in Deutschland erforscht: ‚In der Filderklinik (Filderstadt) und anderen anthroposophischen Einrichtungen wird seit 2003 im Rahmen eines Forschungsprojekts die Wirkung von farbigem Licht auf Patienten mit unterschiedlichen Erkrankungen untersucht.' (Quelle: wikipedia).

In verschiedenen Farbspektren angewendet, kann Farblicht schnell zu einem spürbaren Energiespender werden. Je nachdem, welche Farbe eingesetzt wird, werden bestimmte Körpersysteme aktiviert.

Rot:

Rot ist die Farbe des Feuers, der Energie, Vitalität und Wärme. Mit rot kann die Durchblutung angeregt und damit das allgemeine Wohlbefinden und das Energieniveau gesteigert werden.

Grün:

Grünes Licht strahlt Erholung und Regeneration aus und gilt als die beruhigendste Farbe. Sie wird besonders bei ausgeprägten Stimmungsschwankungen eingesetzt.

Blau:

Als Farbe des Himmels und des Wassers gilt blau als die kühlste Farbe. Sie hilft bei Stressabbau, verlangsamt die menschlichen Funktionen und hilft damit sehr gut bei Ungeduld.

Gelb:

Gelb ist die Farbe der Sonne, und genauso wie mit ihr, lässt sich mit gelben Farben Trübsinn und Melancholie vertreiben. Gelb motiviert, stimmt fröhlich und steigert die positive Lebenseinstellung.

Neben diesen vier Grundfarben gibt es noch viele weitere Farben, die ebenfalls Wirkungen auf den menschlichen Organismus haben wie z. B. violett, helltürkis, orangerot und hellrosa. Dieses sind die so genannten Übergangsfarben und sind mit ihren Anteilen an größeren Dunkelanteilen nicht so stark belastend für die Augen wie die kalten Farben.

Die Anwendung von Farben sollte unbedingt nur in Abhängigkeit vom persönlichen Empfinden des Anwenders und unter Berücksichtigung von eventuellen Kontraindikationen erfolgen. Um grundsätzlich Nebenwirkungen oder Verschlimmerungen zu vermeiden, empfehlen Farbexperten für den privaten

Gebrauch, sich auf nur zwei Arten von Licht zu beschränken: Violett mit hohem Blauanteil für die Beruhigung und gelb bis orange zur Anregung. Zusätzlich kann noch neutrales Tagesmischlicht für die normale oder winterliche Anwendung eingesetzt werden.

Feldenkraismethode

Die Feldenkraismethode hat bekanntermaßen schon diversen MS-Patienten zu einer verbesserten Lebensqualität verholfen und nicht selten einen Rollstuhl überflüssig gemacht.

Die Symptomverbesserungen werden durch eine bewusstere Selbstwahrnehmung von passiv und aktiv durchgeführten Bewegungen erreicht. Ziel der Feldenkrais-Methode ist es bei MS-Patienten, mehr Stabilität und Beweglichkeit zu entwickeln.

Die Feldenkraismethode beruht auf den Erkenntnissen des Entwicklers Moshé Feldenkrais, nach dessen Theorie es möglich sein soll, Erkrankungen zu verhindern, wenn man sich falsche Körperhaltungen bewusst macht und diese durch Umlernen neu programmiert.

Fiebertherapie

Die Fiebertherapie wird auch als aktive Hyperthermie bezeichnet und ist eine Behandlungsform, bei der der Patient selbst Fieber erzeugt. Bislang wird diese Therapie überwiegend bei Krebserkrankungen eingesetzt, doch zunehmend macht man sich ihre Vorteile auch bei zahlreichen anderen Krankheitsbildern zunutze wie MS, chronisch entzündlichen Darmerkrankungen, rheumatischen Krankheiten und vielen mehr. Die Wirksamkeit der Fiebertherapie bei der MS-Behandlung wird darauf zurückgeführt, dass die Erkrankung unter anderem mit einer nicht ausgeheilten Infektion in Verbindung stehen soll.

Damit der Patient selbst Fieber entwickeln kann, wird ihm ein fiebererzeugendes Medikament verordnet, durch das das körpereigene Immunsystem angeregt wird. Ziel dieser Behandlung ist es, dass die Häufigkeit und Intensität der Schübe vermindert werden.

Die Hyperthermie geht auf die Erkenntnis zurück, dass eine durch Fieber ausgelöste erhöhte Körpertemperatur eine heilende Wirkung bei Infekten erreicht wird. So hat in den vergangenen Jahren ein Umdenkprozess stattgefunden, der das Auftreten von Fieber in ein anderes Licht gerückt hat.

Wurde jahrelang angestrebt, Fieber möglichst zu vermeiden oder zu drosseln, wenn es doch mal auftrat, so wird Fieber mittlerweile immer mehr als ein wichtiger Baustein im Gesundungsprozess gesehen. Immer mehr Therapeuten sehen das Fieber inzwischen als immunologische Antwortreaktion und vertreten nicht mehr in jedem Fall die dringende Notwendigkeit, Fieberschübe medikamentös zu unterdrücken. Hinzu kommt die Erkenntnis, dass die erhöhte Körpertemperatur die Fress- und Killerzellen aktiviert, sodass im Körper vorhandene Bakterien besser beseitigt werden können.

Mittlerweile gibt es therapeutische Einrichtungen – sogenannte Hyperthermiezentren - die sich auf die Erhöhung der Körpertemperatur spezialisiert haben. Da eine Erhöhung der Körpertemperatur zu einem Schub führen kann (Uhthoff-Phänomen), sollte eine Fiebertherapie mit sehr viel Vorsicht durchgeführt werden.

Hochtontherapie

Befasst man sich intensiver mit der Hochtontherapie, so kann man sie fast als einen der neuen Hoffnungsträger für MS-Patienten betrachten. Denn sie erweist sich nicht nur als besonders wirksam, sondern scheint auch gegenüber medikamentösen Therapien vielfache Vorzüge zu haben.

So soll die Hochtontherapie keine Nebenwirkungen hervorrufen und den Körper bei der Wiederherstellung natürlicher Prozesse unterstützen. Besonders geeignet erscheint die Hochtontherapie für Patienten mit chronischen Schmerzen, wie sie auch bei der MS auftreten.

Von der ebenfalls durch Nervenschädigungen ausgelösten Polyneuropathie sind mittlerweile beeindruckende Ergebnisse bekannt, die durch wissenschaftliche Studien belegt werden konnten. Für MS liegen derartige Studien nach heutigem Wissensstand noch nicht vor, aber zahlreiche Erfahrungsberichte machen auch hier viel Hoffnung auf eine neue nebenwirkungsarme Behandlungsmethode für MS-Patienten. So konnten viele behandelte Patienten nicht nur mehr Lebenskraft zurückerlangen, sondern ihre Lebensqualität verbesserte sich in einigen Fällen ebenfalls signifikant.

Doch wie funktioniert die Hochtontherapie, und wie ist sie anzuwenden?

Die Hochtontherapie ist ein innovatives Verfahren, das als eine Weiterentwicklung der Elektrotherapie gilt. Im Vergleich zur Elektrotherapie kommen bei der Hochtontherapie höhere Frequenzen zum Einsatz: Diese liegen zwischen 4.000 und 32.000 Hertz. Stromintensität und Frequenz werden gleichzeitig moduliert. Durch die optimale Wechselwirkung von Intensität und Frequenz wird eine therapeutische Wirksamkeit erzielt, indem der komplette Körper in das Schwingungsfeld involviert wird.

Die Hochtontherapie wirkt primär auf den Stoffwechsel der Zellen ein, um diesen durch bestimmte Schwingungen der Zellstrukturen zu normalisieren. Um die Zellen zu aktivieren und den Körper zu vitalisieren, wird dem Körper schließlich Energie zugeführt.

Die Therapieanwendung und Übertragung der hohen Töne erfolgt mithilfe von Elektroden, die an verschiedenen Körperstellen und den Armen und Beinen befestigt werden.

Auch wenn die Hochtontherapie wie ein Hoffnungsträger wirkt, so bleibt für viele Betroffene dennoch ein Wermutstropfen: Bislang fällt diese Therapie noch nicht unter die Leistungen der gesetzlichen Krankenkasse, sodass die Behandlung selbst bezahlt werden muss.

Je nach Anbieter kostet eine 30-minütige Behandlung ca. 20,- €, also im Vergleich zu vielen anderen Therapien doch ein recht überschaubarer Rahmen. Zur Testung ist es häufig auch möglich, gegen eine Gebühr ein Gerät für zwei Wochen mit nach Hause zu nehmen und anzuwenden.

Darüber hinaus gibt es auch Patientengeräte, die man für den dauerhaften Gebrauch zu Hause erwerben kann. So kann der Betroffene regelmäßig selbst diese Therapie anwenden, und kann dies in seinen Alltag gut integrieren.

Homöopathie

Die Homöopathie ist bereits seit 200 Jahren bekannt und wurde von dem Arzt Samuel Hahnemann (1756–1843) entwickelt. Heutzutage gehört sie zu den bekanntesten Verfahren der Naturheilkunde. Da sie nur äußerst selten zu unerwünschten Nebenwirkungen führt, und der Körper nicht belastet wird, ist die Homöopathie eine so beliebte Behandlungsmethode.

Von der Homöopathie ist mittlerweile bekannt, dass sie zu einer deutlichen Verbesserung der körperlichen Verfassung beitragen kann. Je nach Form der MS kann die Homöopathie als begleitende Maßnahme zur herkömmlichen medikamentösen Basisbehandlung oder auch als Ersatz eingesetzt werden.

Die Homöopathie orientiert sich in erster Linie an den auftretenden Symptomen. Hierfür werden vom Therapeuten individuell angezeigte homöopathisch wirkende Substanzen herausgearbeitet, die sich nach den individuellen Symptomen richten und die Selbstregulation des gesamten Organismus anregen. Obwohl homöopathische Präparate frei verkäuflich sind und sich in vielen Fällen zur Selbsttherapie eignen, sollte die Auswahl und Anwendung der homöopathischen Mittel bei der MS und anderen schwerwiegenden Erkrankungen auf keinen Fall in Eigenregie erfolgen.

Bei der MS kommen verschiedene Homöopathika in Frage. Da häufig die Schmerzen ein zentrales Problem darstellen, werden zur Schmerzlinderung unter anderem die folgenden bewährten Mittel eingesetzt: Belladonna (bei allgemeinen Schmerzzuständen), Magnesium phosphoricum (bei Schmerzen, die sich durch Wärme verbessern), Thuja occidentalis (bei Schmerzen, die sich im Sitzen oder Stehen verschlimmern) und Colocynthis (bei Nervenschmerzen, die sich durch Wärme verbessern).

Auch durch die sogenannte organotrope Homöopathie und Nosodenanwendungen können gute Erfolge in der MS-Behandlung erreicht werden.

Homöopathische Präparate haben die Eigenschaft, dass ihre Wirksamkeit durch verschiedene Substanzen abgeschwächt werden kann. Dies gilt beispielsweise bei bestimmten Medikamenten wie Neuroleptika, aber auch bei Kaffee und bestimmten Hustensaftsorten. Sprechen Sie diesbezüglich Ihren behandelnden Homöopathen an.

Die Homöopathie handelt nach der Ähnlichkeitsregel (Similia similibus curentur), die besagt, dass die verabreichten Substanzen zu ähnlichen Symptomen führen, wie sie für eine bestimmte Krankheit typisch sind. Oder anders ausgedrückt: Ähnliches werde durch Ähnliches geheilt. Wenn also beispielsweise jemand Kopfschmerzen hat, erhält er ein homöopathisches Präparat, das bei einem gesunden Menschen Kopfschmerzen auslösen würde, allerdings in einer höheren Potenz.

Die durch die Homöopathie übermittelten Heilinformationen sind zwar chemisch nicht mehr messbar, aber durch physikalische Schwingungsmuster erzeugen sie ihre Wirkung.

Von Kritikern wird immer wieder der angebliche Placebo-Effekt der Homöopathie thematisiert, auf den die Wirkung der homöopathischen Substanzen zurückzuführen sei. Da die Homöopathie allerdings sehr erfolgreich auch bei Tieren und kleinen Kindern eingesetzt werden kann, dürfte dies Beweis genug dafür sein, dass es sich bei der Homöopathie nicht um eine Placebo-Wirkung handeln kann.

Einen nahezu wissenschaftlichen Beweis für die Wirksamkeit von homöopathischen Mitteln lieferte unlängst ein Nobelpreisträger. Denn im Juli 2010 veröffentlichte der französische Virologe und Nobelpreisträger Luc Montagnier seine Entdeckung, dass Wasser über eine Art Gedächtnis verfüge und auch nach vielfachen Verdünnungen dieses immer noch vorhanden sei. Diese Erkenntnis galt bisweilen immer als eine Vorstellung von esoterisch ausgerichteten Menschen. Durch die Entdeckung von Luc Montagnier gewinnt diese Erkenntnis nun ganz andere Dimensionen und unterstützt zweifelsohne die Denkweise der Homöopathie.

Im Übrigen gilt die Homöopathie in vielen anderen Ländern als höchst wirksam. So bildet die Homöopathie in Brasilien immerhin eine eigenständige medizinische Fachrichtung, und ca. 15.000 homöopathisch approbierte Fachärzte sind in Brasilien tätig.

Hydrotherapie

Schon vor Jahrtausenden wurde in vielen verschiedenen Kulturen Wasser eingesetzt in der Annahme, dass dieses Heilkraft besitzt. In der neuen Zeit war es insbesondere der bekannte Pfarrer Kneipp, der das Element Wasser als einen ganz wesentlichen Bestandteil in der Naturheilkunde sah. Bis Mitte der 1950-er Jahre war die Hydrotherapie noch eine sehr beliebte Therapieform und wurde im Laufe der Zeit trotz ihrer anerkannten Wirksamkeit zunehmend von anderen Methoden verdrängt, so wie es mit vielen anderen naturheilkundlichen Therapieverfahren auch geschah.

Als Hydrotherapie werden all die Behandlungsformen bezeichnet, bei denen Wasseranwendungen in verschiedenen Varianten erfolgen wie bei Kneippschen Güssen, Wickeln, Waschungen, Abreibungen, Packungen, Dampfsaunen, Bädern, Wassertreten, Inhalationen und in Form von Eis. Bei der Hydrotherapie kommt das Wasser also in verschiedenen Aggregatzuständen zum Einsatz, nämlich flüssig oder in Eisform.

Zur Behandlung der MS kommen auch Bewegungsbäder in Betracht, wobei im Wasser gymnastische Übungen gemacht werden, die manchmal in Verbindung mit Unterwasserdruckstrahlmassagen erfolgen. Bewegungen, die außerhalb des Wassers möglicherweise nur unter großen Anstrengungen vollzogen werden können, sind durch die Aufhebung der Schwerkraft im Wasser deutlich einfacher durchzuführen. Somit können die Bewegungsbäder eine sehr sinnvolle Ergänzung zur Physiotherapie sein. In Einzelfällen kann es allerdings bei einer Spastik durch das Fehlen einer Druckhaltung bei Bewegungsbädern zu Problemen kommen.

Die Wirksamkeit der Hydrotherapie wird bei der MS-Behandlung auf mehrere Faktoren zurückgeführt. Einer davon besteht in dem Temperaturunterschied zwischen dem Wasser und dem Körper. Desweiteren kommt es zu einer Erhöhung des Sauerstoffgehaltes im Blut, denn durch einen erhöhten Fettgehalt des Blutes bei MS-Patienten werden die Körperzellen mit weniger Sauerstoff versorgt. Durch eine schlechte Sauerstoffversorgung kommt es besonders zu Beeinträchtigungen im Kleinhirn, Mittelhirn und Rückenmark – also in genau den Bereichen, in denen sich die intensivsten Schäden bei der MS entwickeln. Damit diese jedoch optimal funktionieren können, ist ein ungehinderter Blutfluss enorm wichtig.

Weitere Faktoren, die die Hydrotherapie so wertvoll bei der MS-Behandlung machen, bestehen darin, dass es zu einer Erhöhung der weißen Blutkörperchen kommt, und der Zellstoffwechsel, sowie der Reparaturmechanismus von geschädigten Zellen aktiviert werden.

Die Vorteile der Hydrotherapie sind also sehr offensichtlich, zumal sie nicht nur über eine gute Wirksamkeit und geringe Nebenwirkungen verfügt, sondern sie ist darüber hinaus auch noch sehr kostengünstig und kann teilweise sogar zu Hause selbst durchgeführt werden.

Hyperbare Oxygenationstherapie (HBO)

Die Hyperbare Oxygenationstherapie ist als eine unterstützende Maßnahme zur Behandlung der MS anerkannt.

Diese Behandlungsform wird umgangssprachlich auch als ‚Unterdruckkammertherapie' bezeichnet und wurde ursprünglich entwickelt, um Tauchunfälle, bei denen vornehmlich Gasembolien auftraten, zu behandeln. Somit wird die HBO auch heute noch vielfach nur mit der Thematik ‚Tauchunfälle' in Zusammenhang gebracht, obwohl mittlerweile viele verschiedene medizinische Indikationen bekannt sind, bei denen diese sauerstoffbasierende Behandlungsform erfolgreich eingesetzt werden kann. Hierzu zählen u. a. Multiple Sklerose, Borreliose, diabetische Wundheilungsstörungen, akuter Hörsturz, Tinnitus, Verbrennungen und Luft- und Gasembolien.

Grundsätzlich geht man heute davon aus, dass der Einsatz der HBO immer dann zu Behandlungserfolgen führen kann, wenn im Allgemeinen oder in lokalen Körperregionen ein Sauerstoffmangel vorhanden ist.

Während der 90-minütigen Behandlungssitzung hält sich der Patient in einer Kabine auf, in der ein Überdruck (1,4 bis 1,8 bar) erzeugt wird. Dieser entspricht einer Tauchtiefe von 14 bis 18 Metern. Durch die Sauerstoffatmung unter Überdruck wird erreicht, dass die im Blut beförderte Sauerstoffmenge bis zu 15-fach erhöht wird.

Während des Aufenthaltes in der Unterdruckkabine inhaliert der Patient über eine Maske reinen Sauerstoff. Dieser ist in der Lage, Heilungsprozesse in Körperregionen anzustoßen, die durch die Sauerstoffversorgung der Blutzirkulation nicht erreicht werden. So profitieren beispielsweise Borreliose-Patienten von dieser Therapieform, weil sich die Borrelien in diesem nur schwer zugänglichen Körpergewebe aufhalten wie Gehirn, Knochen, Gelenken und Sehnen.

Die HBO-Therapie gilt als nebenwirkungsfrei und sehr erfolgreich in der Behandlung von chronischer Borreliose. Vor dem Tauchgang wird allerdings immer überprüft, ob der Patient tauchfähig ist, denn bei Schnupfen ist die HBO beispielsweise nicht möglich.

Osteopathie

Die Osteopathie geht davon aus, dass sich Gesundheit oder Krankheit in der Gesamtheit von Muskeln und Skelett widerspiegeln. Dementsprechend sucht der behandelnde Therapeut nach möglichen Störungen in diesem System.

Eine osteopathische Behandlung ist eine ganzheitliche manuelle Therapie, bei der keine Präparate verordnet werden. Die Hände sind das einzige Instrument des Therapeuten, und durch gezielte Handgriffe kann er Funktions- und Mobilitätsstörungen des Körpers aufdecken und entsprechend behandeln. Durch das Auflösen von Blockaden und Verspannungen soll der Körper wieder in sein Gleichgewicht zurückfinden.

Osteopathische Techniken können die MS zwar nicht heilen, aber sie können die Erkrankung auf verschiedene Art und Weise günstig beeinflussen und andere therapeutische Verfahren begleiten.

Phytotherapie (Kräutermedizin)

Hinter der Bezeichnung ‚Phytotherapie' verbergen sich mehr als 30.000 unterschiedliche pflanzliche Substanzen. Die Verwendung von pflanzlichen Produkten zu medizinischen Zwecken zählt zu den ältesten bekannten Therapieformen der Menschheit. Verschiedene Methoden der Volksmedizin basieren auf den Erfahrungen dieser Kräuterheilkunde wie u. a. die Traditionelle Chinesische Medizin (TCM), die ayurvedische Medizin und die Klosterheilkunde.

Vielfach ist die Tatsache nicht bekannt, dass auch viele Präparate der klassischen Pharmaindustrie auf der Nutzung von Pflanzen basieren. Dabei verwenden die Hersteller als Produktionsbasis ganze Bestandteile oder Auszüge für die Entwicklung ihrer Medikamente.

Oftmals dienen die pflanzlichen Bestandteile auch als Basis, um gleichwertige Wirkstoffe auf synthetischem Wege herzustellen. Der Vorteil dieser Methode wird damit erklärt, dass sich durch die synthetische Herstellung genaue Dosierungen festlegen lassen, während es bei natürlich vorkommenden Wirkstoffen immer zu Schwankungen kommt. Nachvollziehbar sind aber auch Erklärungen, die davon ausgehen, dass durch die synthetische Herstellung in Verbindung mit patentierbaren Präparaten die Wirtschaftlichkeit eine wichtige Rolle spielen könnte.

Häufig wird angenommen, dass pflanzliche Mittel ohne jegliche Nebenwirkungen angewendet werden können und sich in jedem Fall zur zeitlich unbefristeten Selbstmedikation eignen würden. Leider können jedoch auch Phytotherapeutika zu unerwünschten Nebenwirkungen führen, wenn auch in der Regel in deutlich abgeschwächter Form im Vergleich zu synthetischen Medikamenten. Dies gilt beispielsweise dann, wenn diese zu leichtfertig verwendet werden oder eine Gefahr von Wechselwirkungen mit anderen Medikamenten besteht. Daher ist eine Rücksprache mit dem behandelnden Arzt, auch bei der Einnahme von frei verkäuflichen Präparaten, immer anzuraten.

Die Eigenschaften der Phytotherapeutika sind äußerst vielseitig, sodass man auch bei der MS nicht ein ganz spezielles Präparat für alle Patienten gleichsam empfehlen kann. Für die Auswahl der Präparate muss die Gesamtsituation des Patienten berücksichtigt und hinterfragt werden. Welches Ziel soll mit der Therapie erreicht werden? Ist es beispielsweise wichtig, Schmerzen zu lindern, die Abwehrkräfte zu stärken, ein spezielles Organ zu unterstützen?

In der Literatur werden diverse pflanzliche Substanzen diskutiert, die sich positiv bei MS-bedingten Spastiken auswirken: Bilsenkraut, Schwarze Tollkirsche und Glockenbilsenkraut. Bei Blasenproblemen kommt der Ackerschachtelhalm, Birke, Bärentraube und Brennnessel in Betracht. Darüber hinaus machen viele MS-Patienten mit einer regelmäßigen Ginsengeinnahme gute Erfahrungen.

Eine häufig verwendete Substanz, die bei Schmerzen in Form von Salben eingesetzt wird, ist das Capsaicin. Es ist ein pflanzliches Arzneimittel, das aus dem Spanischen Pfeffer und Cayennepfeffer gewonnen und in Form von Salben zur äußerlichen Anwendung eingesetzt wird.
Der Wirkmechanismus des Capsaicins wird darauf zurückgeführt, dass es die Weiterleitung der Schmerzsignale von den Schmerzrezeptoren der Haut verhindern soll. Neben der lokalen Schmerzstillung wirkt es durchblutungsfördernd, sodass sich ein oberflächliches Wärmegefühl entwickelt.
Traditionell wird Capsaicin in Rheumasalben und ABC-Pflastern verwendet und kann nicht nur zur Symptomlinderung von rheumatischer Arthritis und Gelenkschmerzen eingesetzt werden, sondern auch bei MS.

Bei der erstmaligen Anwendung kann es zu einem Jucken und Brennen des oberflächlichen Gewebes kommen, was sich in der Regel im Laufe der Zeit reduziert.

Radontherapie

Die Radontherapie wird auch als Radonbalneologie, Radonbad und Radon-inhalationskur bezeichnet. Die Basis der Therapie bildet hier das Radon, das in entsprechenden Heilbädern natürlich aus dem Erdboden freigesetzt wird.
Die Wirksamkeit besteht aus insgesamt 3 Faktoren, nämlich dem Radon, der hohen Luftfeuchtigkeit und der Wärme. Im Gegensatz zu anderen Heilstollen besteht hier keine konstant niedrige Temperatur, sondern eine hohe.
Radon ist ein Edelgas und verfügt über eine milde niedrig dosierte natürliche Radioaktivität. Während einer Radontherapie gelangt das Radon über die Atemwege und die Haut in den Körper. Dabei verteilt es sich im Körper in gelöster Form, geht allerdings als Edelgas keine chemische Bindung im Körper ein.

Radon führt zu einer Anregung des Abwehrsystems und somit einer Stärkung des Immunsystems. Darüber hinaus kommt es auch zu einer Aktivierung der körpereigenen Selbstheilungskräfte.
Aufgrund langjähriger Erfahrungen mit Radontherapien ist bekannt, dass die Anwendung bei zahlreichen Erkrankungen sinnvoll ist. Heutzutage weiß man, dass insbesondere Patienten mit Erkrankungen des Bewegungsapparates wie Morbus Bechterew, Arthrosen, Arthritis, Rheuma, Fibromyalgie, Osteoporose, Wirbelsäulensyndromen sowie Polyneuropathien von der Radontherapie profitieren. Aber auch bei der Multiplen Sklerose und bei Atemwegserkrankungen wie Asthma, Bronchitis und Heuschnupfen kann die Radonanwendung sehr hilfreich sein.

Da in dem Radonstollen eine feucht-warme Umgebung herrscht, die bei einigen MS-Patienten Schübe auslösen kann, ist es wichtig, dies zu berücksichtigen und den Stollen nur unter der Voraussetzung zu besuchen, dass eine feucht-warme Umgebung vertragen wird.
Man weiß mittlerweile, dass es bei einer Radontherapie zu einer Blockierung der chronischen Entzündungsprozesse kommt, was bei der MS den positiven Nebeneffekt haben kann, dass eventuell eine anschließende länger andauernde Reduzierung von Cortison und Schmerzmitteln möglich ist. Zur Diskussion steht auch die Annahme, dass das Radon die Cortisonproduktion des Körpers anregen könnte.
Als einer der bekanntesten Orte Deutschlands, in denen eine Radonkur durchgeführt werden kann, gilt der Gasteiner Radonstollen. Weitere Orte in Deutschland sind unter anderem Bad Kreuznach und Bad Brambach.

Es gibt die Möglichkeit, eine Radonkur in ehemaligen Bergwergstollen durchzuführen, aber auch in entsprechenden Thermalbädern. Hier wird während des Badens oder beim Quellwassertrinken Radon vom Körper aufgenommen. Nachdem das Radon im Körper die heilende Wirkung entfaltet hat, wird es nach ca. 3 Stunden wieder gänzlich abgebaut.

Kritiker der Radontherapie verweisen darauf, dass durch natürliche Radonbelastungen Krebserkrankungen entstehen können. Demgegenüber stehen allerdings umfangreiche wissenschaftliche Studien und Patientenberichte, die nachweisliche gesundheitliche Verbesserungen erzielen konnten. Auch die Risiken und Langzeitfolgen, die aufgrund der starken entzündungshemmenden Medikamente wie Cortison entstehen können, sollten bei der Abwägung des Für und Wider einer Radontherapie in die Waagschale gegeben werden. Weiterführende Informationen über die Nutzen-Risiko-Abwägung lesen Sie unter http://www.euradon.de/euradon-ger/ext_html/Patienteninfo.pdf.

Eine Radontherapie ist verschreibungspflichtig und sollte natürlich mit dem behandelnden Arzt besprochen werden.

Shiatsu Massage

Shiatsu gehört zu den fernöstlichen Heilmethoden, die seit einigen Jahren zunehmend von ganzheitlich arbeitenden Therapeuten eingesetzt wird. Diese Methode wird auch als manuelle ganzheitliche Körperarbeit bezeichnet und basiert auf der ganzheitlichen Betrachtung des Menschen. Ziel der Shiatsu-Anwendung ist es, den Energiefluss auf der Basis der Einheit von Körper-Seele-Geist zu harmonisieren und die Selbstheilungskräfte zu aktivieren.
Durch Druck auf die Meridiane, Gelenke und Muskeln, sowie bestimmte Dehntechniken sollen energetische Blockaden gelöst werden. Hierdurch werden der Energiefluss, das Nervensystem, der Hormonhaushalt und die Selbstheilungskräfte stimuliert, was zu einer Verbesserung der Verdauung, Atmung, des Schlafes und Blutkreislaufes führen kann.

Häufig wird Shiatsu als Prophylaxe eingesetzt, kann aber auch zur Linderung von bestimmten akuten Schmerzzuständen beitragen. Hierbei ist es wichtig, zunächst die Ursache der Schmerzen abzuklären. Auch bei verschiedenen anderen Indikationen ist es wichtig, dass entsprechende therapeutische Abklärungen erfolgen, damit die angewandte Form des Shiatsu angepasst werden kann. Dies gilt beispielsweise bei Schwangerschaft, psychischen Erkrankungen und Krampfadern.

Traditionelle Chinesische Medizin (TCM)

Irrtümlicherweise gehen viele Menschen davon aus, dass die Traditionelle Chinesische Medizin (TCM) lediglich aus der Akupunktur besteht. Darüber hinaus gibt es aber auch noch die Akupressur, die Moxibustion und die Kräutertherapie, die in China vorrangig angewendet wird. Bei der Behandlung der MS kann durch eine Kombination dieser Verfahren eine Stärkung der Gesamtkonstitution erreicht werden, wobei die Kräutertherapie bei den meisten TCM-Therapeuten die Behandlungsbasis bildet.

Im Fokus der chinesischen Gesundheitslehre steht der Begriff ‚Qi'. Der Körper ist dabei ein komplexes Gefüge diverser Qi-Strukturen, die sich optimalerweise in einem Gleichgewicht befinden. Ein Ungleichgewicht im Qi führt zu Erkrankungen. Dabei sind den einzelnen Organen verschiedene Qi zugeordnet; so spricht man etwa vom Leber-Qi, Herz-Qi, von Qi-Schwäche, etc. Das Gleichgewicht des Qi wird durch die Spannung von Yin und Yang hergestellt. Auch in der chinesischen Medizin liegt die Ursache von Erkrankungen also in einem Ungleichgewicht.

Die Wirksamkeit der TCM ist in der wissenschaftlich ausgerichteten Medizin trotz ihrer vielfachen überzeugenden Behandlungserfolge noch immer umstritten, da viele Sichtweisen und Erkenntnisse der TCM durch moderne Ansichten nicht gestützt werden.

Weitere naturheilkundliche Methoden

Die in diesem Kapitel vorgestellten Therapiemöglichkeiten sollen Ihnen nur einen Einblick in die Naturheilkunde geben. Darüber hinaus gibt es noch eine große Anzahl weiterer, sehr wirksamer Methoden, die Ihnen auf dem Weg zu mehr Gesundheit gute Dienste leisten können. Dies sind beispielsweise die Bioresonanztherapie, Methoden nach Hildegard von Bingen, Hypnose, Selbsthypnose, Magnetfeldtherapie, Biofeedback oder die Klosterheilkunde.

In der Naturheilkunde zählt oft die Erfahrung des Therapeuten, wobei viele von ihnen gewisse Schwerpunkte in ihren Praxen anbieten. Während der eine Behandler eher auf orthopädische Erkrankungen ausgerichtet ist, kennt sich der andere besser mit Darmsanierungen, Ausleitungsverfahren oder Hautkrankheiten aus. Erkundigen Sie sich also im Vorfeld, inwieweit der von Ihnen favorisierte Therapeut Erfahrungen in der Behandlung von MS hat.

Orthomolekulare Therapie

Die orthomolekulare Therapie ist ein medizinischer Bereich, der bereits seit den 1980-er Jahren in Deutschland existiert. Und dennoch gibt es viele Therapeuten und Patienten, die diesen Begriff noch nie gehört haben, oder die den Wert dieser vielversprechenden Therapiemöglichkeit noch nicht umfänglich zu schätzen wissen.
Viele Fachleute hingegen bewerten die orthomolekulare Medizin als eine der Therapien mit großer Zukunft und neuen Chancen im Kampf gegen die meisten Zivilisationskrankheiten. Der Begriff ‚orthomolekular' bedeutet im übertragenen Sinn ‚die richtigen Nährstoffe, (orthos = richtig, molecula = Baustein von Substanzen).
Um gesund zu bleiben oder zu werden, benötigt der Organismus Nährstoffe wie Vitamine, Mineralstoffe, Spurenelemente, Aminosäuren und sekundäre Pflanzenschutzstoffe. Sie sind unentbehrliche Substanzen für einen gesunden Stoffwechsel und die Basis, damit der Organismus seine vielfältigen und komplexen Aufgaben bewältigen kann.

Bis auf wenige Ausnahmen kann der Körper die lebensnotwendigen Nährstoffe nicht selbst herstellen und ist auf die Zufuhr von außen angewiesen, um gesund zu bleiben oder zu werden. Stehen dem Körper diese Substanzen nicht in ausreichender Menge zur Verfügung, entwickeln sich Mangelerscheinungen, die sich zu ernsthaften Erkrankungen manifestieren können. Was zunächst mit körperlichem unspezifischem Leistungsabfall beginnt, setzt sich mit vorzeitigem Altern und diversen Stoffwechselstörungen fort.

Und ist die Gesundheit erst einmal geschädigt, dann kann sie nach Meinung von Orthomolekular-Medizinern nur durch Nährstoffe und nicht durch pharmakologische Substanzen wieder hergestellt werden. Schließlich funktionieren unsere Zellen nur mithilfe dessen, was wir ihm an ‚Futter' zur Verfügung stellen, also was wir essen und trinken.
Mittlerweile nutzen immer mehr Therapeuten die gesundheitsfördernden Eigenschaften der Nährstoffe und setzen Vitalstoffpräparate als Ergänzung in ihre Behandlungskonzepte ein. In den USA, dem Vorreiterland der orthomolekularen Medizin, geschieht dies bereits seit 1987. Dort ist die orthomolekulare Medizin ein offiziell anerkanntes Therapieverfahren, das auch von vielen Schulmedizinern angewendet wird. Nach Meinung zahlreicher bekannter orthomolekular ausgerichteter Thera-peuten sind nährstoffbasierende Behandlungen im Vergleich zu den meisten schulmedizinisch ausgerichteten Therapien sehr kostengünstig.

Warum orthomolekulare Medizin bei Multiple Sklerose?

Aufgrund mehrerer Faktoren ist bei MS häufig eine Mangelversorgung mit Mineralstoffen und Vitaminen anzutreffen, was den Krankheitsverlauf ungünstig beeinflussen kann.
Im Rahmen der orthomolekularen Medizin kann eine umfangreiche Nährstoffanalyse mithilfe einer Blutentnahme durchgeführt werden, um festzustellen, welche Nährstoffe fehlen. Hierdurch wird ermöglicht, dass dem Körper genau die Vitamine, Mineralstoffe, Aminosäuren und Spurenelemente zugeführt werden, die ihm tatsächlich fehlen.

Darüber hinaus wirken sich diverse andere Nährstoffe positiv auf Nervenerkrankungen aus, weil sie für die Weiterleitung von Nervenimpulsen und zur Bildung von Nervenbotenstoffen benötigt werden.
Neben den Vitaminen B und E, die sehr häufig bei der MS-Behandlung eingesetzt werden, kommen auch Nährstoffe wie Magnesium, Vitamin D, Curcuma, Q10, Omega-3-Fettsäuren, Selen, und Boswellia in Betracht.

Boswellia (Weihrauch)

Weihrauch wurde bereits vor über 3.000 Jahren für Heilzwecke eingesetzt, wie überlieferte Texte aus dem Niltal belegen. Wie man weiß, benutzten die Ägypter den Weihrauch für Wundbehandlungen und zur Herstellung von Salben.
Genauso lange kennt man den Weihrauch als Heilmittel auch im Ayurveda, der traditionellen indischen Naturheilkunde. Und auch Hippokrates schätzte den damals sehr teuren Weihrauch für unterschiedliche gesundheitliche Zwecke. Man wusste seinerzeit allerdings noch nicht, warum der Weihrauch wirkte, man wusste lediglich, dass er wirkte. Auch im Mittelalter wurde er intensiv bei Krankheiten der Atemwege, des Verdauungstraktes und zur Wundreinigung eingesetzt.

Das Weihrauchharz wird vom Weihrauchbaum gewonnen. Diese Bäume wachsen in trockenen Regionen um das Horn von Afrika, in Indien und in Arabien. Heute weiß man, dass Weihrauch die wertvolle Boswelliasäure (Acetyl-11-keto-b-Boswellia-Säure) enthält, bei der es sich um einen entzündungs-hemmenden Wirkstoff handelt, der außerdem die Stoffwechselprozesse des Darms und der Gelenke unterstützt. Und aufgrund dieser Eigenschaften eignet es sich so hervorragend bei der Behandlung von entzündungsbedingten Erkrankungen wie unter anderem MS, Rheuma, Polyarthritis und Colitis ulcerosa. Darüber hinaus wirkt Boswellia auch schmerzlindernd und kann somit als Alternative oder ergänzend zu herkömmlichen Schmerzmitteln eingesetzt werden.

B-Vitamine

Häufig ist bei MS-Patienten ein Mangel an B-Vitaminen festzustellen, ausgerechnet den Vitaminen, die so wichtig für die Nerven und insbesondere für die Myelinscheiden sind. Nicht ohne Grund werden die B-Vitamine auch als Nervenvitamine bezeichnet, und nicht nur orthomolekularmedizinisch orientierte Therapeuten halten B-Vitamine einschließlich Thiamin (B1) und Niacinamid (B3) für gesunde Nervenzellen als unerlässlich. Kommt es zu einem Mangel an B-Vitaminen, so kann dies schließlich zu Entzündungen des peripheren Nervensystems und einer unzureichenden Ausbildung der Myelinscheiden führen.

Die Wirkungsweise der B-Vitamine ist vielfältig. Unter anderem können sie für funktionierende Leitungsbahnen sorgen. Dies ist eine wesentliche Voraussetzung, um eine neurophysiologische Regeneration von MS-bedingten Funktionsstörungen erreichen zu können. Dass die Einnahme von B-Vitaminen bei einer Degeneration der Marktscheide sehr gute Wirkung zeigen kann, ist keine neue wissenschaftliche Erkenntnis, denn mehrere Studien und Tierversuche konnten dies belegen. Ebenso weiß man schon seit langem, dass B-Vitamine bei einigen Nervenerkrankungen zu einer deutlichen Symptomverbesserung oder zu einer Verzögerung des Fortschreitens der Erkrankung führen können. Nicht selten kann insbesondere ein gestörtes Gangbild durch die Verabreichung von einem Komplex an B-Vitaminen positiv beeinflusst werden.

Von B1 ist bekannt, dass es zur Schmerzlinderung und Regeneration von geschädigten Nerven beitragen kann. Auch Störungen der Augenmuskeln (Augenmotilitätsstörungen) können durch B1 günstig beeinflusst werden. Zwar gilt die allgemeine Meinung, dass in den heutigen Industrieländern gravierende Vitamin B1-Mängel fast nur bei Alkoholikern auftreten, doch auch Personen mit Lebererkrankungen und Verdauungs- und Resorptionsstörungen sollten ihren Vitamin B1-Wert beobachten, um hieraus resultierende Folgeerkrankungen zu vermeiden oder bereits eingetretene gesundheitliche Beeinträchtigungen zu verbessern.
Dass das Vitamin B3 eine wesentliche Schlüsselrolle bei einer erfolgreichen Behandlung der MS und anderen Erkrankungen der Nerven einnimmt, wurde bereits vor einigen Jahren durch die Harvard Medical School bekannt gegeben. Dort hatten Wissenschaftler herausgefunden, dass Niacinamid (B3) eine Degeneration der Isolationsschichten der Axone verhindern kann, was als eine wichtige Erkenntnis im Zusammenhang der MS-Behandlung zu bewerten ist.

Als ein weiteres sehr wichtiges B-Vitamin gilt das B6. Denn fehlt dem Körper Vitamin B6, kommt es zu diversen Stoffwechselstörungen wie Blutarmut (Anämie), Verminderung der Beinreflexe, Hautveränderungen, Haarausfall, Schwächegefühl, Müdigkeit, Schwindel, schlechter Stimmung, erhöhten Leberwerten und Krämpfen. Ein Vitamin B6-Mangel kann auch nervöse Störungen und Reizbarkeit mit sich bringen, weil B6 im Nervensystem eine entscheidende Rolle spielt. Bei einem länger andauernden B6-Mangel kann sich beispielsweise eine Polyneuropathie entwickeln.
Ein Vitamin B6-Mangel entsteht nicht nur durch eine unzureichende Versorgung des Körpers mit diesem Vitamin, sondern auch diverse Vitamin B6-Räuber können zu einem Mangel führen. Hierzu gehören neben übermäßigem Konsum von Alkohol, Kaffee und zuckerhaltigen Lebensmitteln auch Medikamente wie Antirheumatika, Glukokortikoide und Antidepressiva.

Es gibt Personen, die zwar nicht in die o. g. Rubriken fallen, aber trotzdem ihr Leben lang Vitamin B6 in Form von Nahrungsergänzungsmitteln einnehmen müssen. Dies ist der Fall bei der ererbten Stoffwechselstörung Pyrrolurie, die zu einem chronischen Mangel an Vitamin B6 und Zink führt. Bei diesen Personen wird ein Komplex, bestehend aus Zink und der aktiven Form des Vitamin B6 (Pyridoxal-5-Phosphat) gebildet, der über den Urin ausgeschieden wird. Dieser Mangel ist so gravierend, dass er auch über eine gezielte hochwertige Ernährung nicht kompensiert werden kann.

Um mangelbedingte Folgeerkrankungen zu vermeiden, oder die bereits aufgetretenen Beschwerden zu lindern, weil die Pyrrolurie erst in einem späten Stadium diagnostiziert wird, müssen B6 und Zink zeitlebens eingenommen werden. Pyrrolurie gilt derzeit als eine noch sehr unbekannte Stoffwechselstörung, die meistens nicht diagnostiziert wird, obwohl sie so gravierende Folgeerkrankungen mit sich bringen kann.
Ein weiteres sehr wichtiges Vitamin bei der MS-Behandlung ist das Vitamin B12. Es ist an der Blutgerinnung, dem Aufbau des gesamten Nervensystems und der Blutbildung im Knochenmark beteiligt. Der Körper benötigt es außerdem für gesunde Knochen, Zähne, Knorpel, Haut, das Immunsystem, zur Eisenverwertung und Entgiftung. Eine Verabreichung von Vitamin B12 ist besonders für MS-Patienten hilfreich, die von Funktionseinschränkungen der Motorik betroffen sind.

Ein Mangel an Vitamin B12 äußert sich durch Müdigkeit, Blutarmut, Infektionsanfälligkeit, Bewegungsstörungen, depressive Verstimmungen und gestörte Wundheilung. Besonders ältere Personen, Raucher und chronisch schwermetallbelastete Patienten entwickeln leicht einen Vitamin B12-Mangel. Schon ein geringes Defizit kann zu diversen Symptomen führen.
Mit einem Vitamin B12-Mangel ist häufig ein Folsäuremangel vergesellschaftet. Folsäure wird auch als der Zwillingsbruder vom Vitamin B12 bezeichnet. Denn nur wenn sie beide gemeinsam vorhanden sind, können sie ihre volle Wirkung entfalten. Ist zu wenig Folsäure vorhanden, entsteht gleichzeitig ein B12-Mangel, weil die Folsäurespeicher im Gewebe inaktiv bleiben. Eine hohe Folsäure-Dosierung kann allerdings einen Vitamin B12-Mangel kaschieren. Es ist sinnvoll, beide Substanzen in stärkerem Maße einzunehmen, um die Balance zwischen diesen beiden Partnern zu gewährleisten.

Ein Folsäuremangel äußert sich durch neuropsychologische Ausfälle und sensible Polyneuropathien. Auch Depressionen oder das Restless Legs-Syndrom können aufgrund eines Folsäuremangels entstehen.
Von einem Folsäuremangel sind insbesondere Personen mit einer langfristigen Cortison-, Pillen- und Acetylsalicylsäureeinnahme betroffen, aber auch Kaffeetrinker und Raucher sollten auf eine ausreichende Folsäureversorgung achten. Bei Personen, die krampflösende Medikamente einnehmen, ist aufgrund einer Kontraindikation die Einnahme von Folsäure zu vermeiden.

Dass die Verabreichung von B-Vitaminen sehr erfolgreich bei der Behandlung von MS wirken kann, zeigte schon vor über 60 Jahren der kanadische Arzt HT Mount durch eine intravenöse Verabreichung von B1 (Thiamin) in Kombination mit weiteren B-Vitaminen. Seine langjährigen Erfahrungen, die er in 27 Jahren durch eine intensive Begleitung seiner MS-Patienten sammeln konnte, wurden bereits 1973 in dem Canadian Medical Association Journal veröffentlicht.

Doch nicht nur der Kanadier HT Mount setzte seinerzeit erfolgreich B-Vitamine bei MS-Patienten ein, sondern auch der amerikanische Mediziner Frederick Robert Klenner (1907 – 1984), der als einer der Begründer der orthomolekularen Medizin gilt, verabreichte seinen MS-Patienten hochdosierte B-Vitamine. Diese kombinierte er mit weiteren Nährstoffen wie Zink, Vitamin C und E, Magnesium und Calcium. Das Behandlungskonzept von Frederick Robert Klenner wurde ursprünglich als das ‚Treating Multiple Sclerosis Nutritionally' veröffentlicht. Weitere Informationen (englischsprachig) mit genauen Dosierungsangaben und einigen Fallbeispielen lesen Sie auf: http://www.tldp.com/issue/11_00/klenner.htm

Sowohl Klenner, als auch HT Mount waren davon überzeugt, dass viele Erkrankungen der Nerven aufgrund eines Nährstoffmangels entstehen. Auf dieser Basis verabreichten sie ihren Patienten hochdosierte Nährstoffpräparate und wurden in vielen Fällen durch positive Behandlungsverläufe belohnt. Für beide Mediziner gab es keinen Zweifel daran, dass insbesondere die B-Vitamine unerlässlich für die Gesundheit der Nervenzellen sind. Bei bereits eingetretenen Nervenschäden sind ihrer Meinung nach entsprechend höhere Mengen erforderlich, um eine Regeneration der Nerven zu ermöglichen.

Curcuma

Sie kennen Curcuma viel besser, als es Ihnen wahrscheinlich bisher bewusst ist. Denn Curcuma ist Ihnen schon oft als Gewürz begegnet, ohne dass Sie dies jedoch mit Curcuma in Verbindung gebracht haben. Wenn Sie beispielsweise Curry gegessen haben, dann haben Sie zwangsläufig auch Curcuma verzehrt, denn Curcuma ist ein Bestandteil der indischen Gewürzmischung Curry. Und auch in anderen Gewürzen und Saucen, wie in der Worcestersauce, ist Curcuma enthalten. Curcuma verleiht dem Essen aber nicht nur einen ausgezeichneten eigenen scharfen Geschmack, sondern auch eine angenehme gelbe Farbe entsprechend dem typischen Currygelb.

Curcuma wird in Indien und anderen südostasiatischen Ländern schon seit 5.000 Jahren als traditionelles Heilmittel verwendet. Erst seit wenigen Jahren beginnen auch Therapeuten der westlichen Medizin, das unverkennbare gesundheitsfördernde Potential von Curcuma zu entdecken. Und diese gesundheitsfördernden Einsatzmöglichkeiten im Bereich der Naturheilkunde sind sehr umfangreich. Dabei wird Curcuma häufig als Ergänzung zu schulmedizinischen Therapien eingesetzt.

Mittlerweile gibt es eine große Anzahl internationaler Studien, die die vielseitige medizinische Wirkung von Curcuma belegen. In verschiedensten pharmakologischen Tests hat sich der hauptsächliche Wirkungsbestandteil von

Curcuma, das Cucurmin, immer wieder als sehr vielversprechend gezeigt. So wirkt es in hohem Maße Galle treibend, entzündungshemmend, antioxidativ, antimikrobiell, anti-mutagen und krebshemmend. Damit gilt es für die Vorbeugung und Behandlung von bestimmten Zivilisationskrankheiten als ein zukunftsweisender Wirkstoff.

Es ist nachgewiesen worden, das Curcumin in verschiedenen Bereichen des menschlichen Immunsystems aktiv wirksam ist und daher als ein besonderer Hoffnungsträger im Bereich der Th1-vermittelten Erkrankungen des Immunsystems betrachtet werden kann.

Bereits mehrere Studien haben sich mit den antiviralen Aktivitäten von Curcuma befasst. Hierbei konnten positive Wirkungen bei AIDS und dem Epstein-Barr-Virus beobachtet werden. Nach diesen Erkenntnissen sollen insbesondere Patienten mit einem chronischen Epstein-Barr-Virus (EBV) von der Einnahme von Curcuma profitieren können.

Außerdem ist Curcuma in der Lage, einen schadstoffbelasteten Organismus durch Entgiftung zu entlasten. Als besonders interessant werden die antioxidativen Eigenschaften von Curcuma bewertet. Da diese in einem erstaunlich hohen Maße vorhanden ist, kann Curcuma bei degenerativen Krankheiten und chronischen Entzündungen von hohem therapeutischem Nutzen sein.

Gegenwärtig ist Curcuma international als Heilpflanze bei Verdauungsbeschwerden (lt. Deutsche Arzneimittelvorschrift) und bei Rheuma (lt. Weltgesundheitsorganisation WHO) anerkannt. Bei nahezu allen Beschwerden, die den Verdauungstrakt betreffen, ist Curcuma ein ausgezeichnetes Mittel. Chronische Verstopfung wird ebenso bekämpft wie andere Verdauungsbeschwerden, sowie auch Leber- und Gallenstörungen. Bei entzündlichen Gallenerkrankungen und Gallensteinen ist Curcuma allerdings mit Vorsicht zu genießen.
Die Anwendung von Curcuma kann bei MS also in vielerlei Hinsicht hilfreich sein. Doch damit nicht genug, denn durch zahlreiche Tierversuche wurden mittlerweile noch diverse weitere hochinteressante Aspekte des Curcumas entdeckt.

So stellte man nicht nur fest, dass das Fortschreiten der MS durch Curcuma möglicherweise gestoppt werden kann, sondern man beobachtete auch eine starke antientzündliche Wirkung. Während die entzündungshemmende Eigenschaft des Curcumas bei akuten Entzündungen vergleichbar stark bewertet wurde wie Cortison, erreichte Curcuma bei chronischen Entzündungen immer noch eine halb so starke Entzündungshemmung wie Cortison.

In einer Ausgabe von ‚Advances in Experimental Medicine and Biology' aus dem Jahr 2007 wurden die Vorteile von Curcumin veröffentlicht, die anhand

einer Studie bei der Behandlung von Autoimmunerkrankungen wie MS, chronisch entzündlichen Darmerkrankungen, Schuppenflechte und rheumatoide Arthritis herausgefunden wurden.
Auch wenn noch verschiedene Wirkmechanismen des Curcumas erforscht werden müssen, so sind sich die Forscher darin einig, dass Curcumin in der Lage ist, durch die Anpassung von bestimmten Entzündungsstoffen Autoimmunerkrankungen zu blockieren. Darüber hinaus wird vermutet, dass Curcuma zu einer Reduzierung von Stress beiträgt, und da Stress als ein wesentlicher Trigger von MS-Schüben ist, wird auch dieser Einfluss des Curcumas als sehr wertvoll betrachtet.

Ein weiterer sehr interessanter Aspekt ist die Tatsache, dass in weiteren Studien herausgefunden wurde, dass Curcuma Pilze (Candida), Viren und Bakterien hemmen kann. Da viele MS-Patienten diese Mitbewohner in sich tragen, ist auch diese Erkenntnis eine weitere Erklärung für den positiven Einfluss von Curcuma in der MS-Behandlung. Durch andere Studien wurde schließlich die Fähigkeit des Curcumins entdeckt, dass es in der Lage ist, Nerven zu schützen. Anhand von Tierversuchen gehen Wissenschaftler derzeit davon aus, dass sich Curcuma günstig auf die Entstehung von neurologischen Erkrankungen auswirkt. Dass es in der indischen Bevölkerung nur selten zu neurologischen Krankheiten kommt, wird aufgrund der Studienergebnisse mittlerweile auf den regelmäßigen Curcuma-verzehr der Inder zurückgeführt, da sie Curcuma als täglichen Bestandteil in ihrer Ernährung verzehren.

Vitamin D3

Vitamin D3 ist das einzige Vitamin, das der menschliche Körper selbst bilden kann. Dies geschieht durch die Einwirkung der ultravioletten Strahlen auf die Haut, und wer sich zu wenig in der Sonne aufhält, läuft Gefahr, dass der Körper nicht genügend Vitamin D3 herstellen kann. Und da sich heutzutage immer mehr Menschen nicht genug Sonnenlicht aussetzen, hat die Gefahr einer Unterversorgung mit Vitamin D3 in den letzten Jahren stark zugenommen.

Die Aufnahme von Sonnenlicht wird durch verschiedene Faktoren begrenzt. So wird die Vitamin D3-Produktion nicht nur beendet, sobald ein bestimmter individueller Bräunungsgrad der Haut erreicht wird, sondern auch zuviel Smog und Dunstwolken verhindern eine ausreichende Produktion, weil die Sonnenstrahlen nicht effektiv auf die Haut einwirken können. So sind aufgrund der vermehrten Smog- und Dunstwolken Stadtbewohner häufiger von einem Vitamin D3-Mangel betroffen als Landbewohner. Auch die Beschaffenheit der Haut wirkt sich gravierend auf die Vitamin D-Produktion aus. So produzieren

Menschen mit dunkler Hautfarbe und ältere Menschen deutlich weniger Vitamin D.

Auch eine übermäßige Verwendung von Sonnenschutzmitteln führt zu einer Unterversorgung mit Vitamin D3. Zwar schützen diese Mittel einerseits vor Hautkrebs, aber sie blockieren auf der anderen Seite zu ca. 90 % die Vitamin D-Produktion. Hinzu kommt, dass sich heutzutage immer mehr Tätigkeiten in geschlossenen Räumen abspielen, was schon bei den Kindern beginnt, indem sie sich stundenlang vor Fernsehern und Computern aufhalten und bei Erwachsenen endet, die sich überwiegend in Büros und Autos aufhalten. Nach neuesten Erkenntnissen geht man davon aus, dass in Deutschland ca. 80 % der Menschen einen Vitamin D-Mangel haben.

Neben der Eigenproduktion des Körpers gibt es auch die Möglichkeit, Vitamin D3-haltige Lebensmittel zu essen, um eine optimale Vitamin D3-Versorgung zu erreichen. Hierzu sind Milchprodukte, Eigelb, Makrele und Hering geeignet. Wenn man seinen Vitamin D3-Bedarf nicht durch entsprechende Nahrungsmittel oder einen ausreichenden Aufenthalt in der Sonne decken kann, sollte man diesen durch Vitamin D3-Präparate ausgleichen. Bei der oralen Vitamin D3-Einnahme benötigt der Körper Fette, damit das Vitamin D3 über die Darmschleimhaut resorbiert wird.

Wenn zu wenig Vitamin D3 vorhanden ist, treten Mangelerscheinungen in Form von Rachitis bei Kindern und Entkalkung der Knochen bei Erwachsenen auf. Dies ist das gängige Bild, das die meisten Menschen von einem Vitamin D-Mangel vor Augen haben. Dass eine Unterversorgung mit Vitamin D aber noch zu vielen weiteren Erkrankungen führen kann, ist vielen überhaupt nicht bewusst. Aus diversen Studien ist inzwischen bekannt, dass eine unzureichende Versorgung mit Vitamin D auch im Zusammenhang mit Bluthochdruck, Herzinfarkt, Schlaganfall und Diabetes stehen kann. Und auch die Entstehung von MS wird mittlerweile mit einem Vitamin D-Mangel in Verbindung gebracht.

Diese Erkenntnisse basieren auf einer Studie, an der mehr als 130.000 Krankenschwestern über einen Zeitraum von über 30 Jahren teilgenommen hatten. Anhand dieser Forschungen wurde offensichtlich, dass das Risiko, an MS zu erkranken, durch Vitamin D3 um 40 % reduziert werden kann.

Mittlerweile wurden in verschiedenen Ländern Studien durchgeführt, um einen Zusammenhang von Vitamin D3 und MS zu untersuchen. Erst kürzlich machte die Universität Toronto darauf aufmerksam, dass sie im Rahmen einer Studie MS-Patienten sehr hoch dosierte Vitamin D-Präparate mit durchschnittlich 14.000 IE pro Tag verabreichte. Sie stellten hierdurch fest, dass neuen Schüben erfolgreich vorgebeugt werden konnte, ohne dass negative Nebenwirkungen auftraten.

Der Verdacht, dass Vitamin D3 im Zusammenhang mit MS stehen kann, wird schließlich dadurch untermauert, dass die meisten MS-Patienten einen Vitamin D-Mangel aufweisen und Menschen, die in nördlichen Ländern leben, hiervon besonders stark betroffen sind. Hinzu kommt, dass in Ländern, in denen die Sonnenexposition deutlich intensiver ist, Autoimmunerkrankungen wie MS, entzündliche Darmerkrankungen, Diabetes Typ1 und rheumatische Arthritis nur sehr selten auftreten.

Betrachtet man die Situation in Schottland und vergleicht diese mit England, so erhärtet sich der Verdacht. Die MS-Erkrankungsrate in Schottland ist eine der höchsten der Welt und doppelt so hoch wie im südlicheren England. Da in Schottland mindestens 50 % weniger UV-Strahlen vorhanden sind als in England, sind die Schotten viel häufiger von einem Vitamin D-Mangel betroffen. Anscheinend drängen diverse Forscher insbesondere in Schottland nicht grundlos darauf, für eine ausreichende Vitamin D-Versorgung der Bevölkerung zu sorgen.

Schließlich spricht auch die Tatsache, dass Schübe besonders häufig im Frühling auftreten, für einen Zusammenhang von Vitamin D3 und MS. Im Frühjahr ist der Vitamin D-Spiegel am niedrigsten, da die Reserven über die Wintermonate hinweg aufgrund des wenigen Sonnenlichtes aufgebraucht wurden.
Bezüglich der Dosierung existieren derzeit ziemlich kontroverse Angaben. Geht es nach der Universität Toronto, so zeigte sich bei einer täglichen Einnahme von 4.000 IE keine Wirkung bei MS-Patienten. Von möglichen Nebenwirkungen wird erst ausgegangen, wenn über einen Zeitraum von mehreren Monaten täglich 40.000 IE in Form von Nahrungsergänzungsmitteln eingenommen werden.

Um die individuell angezeigte Dosierung festzulegen, ist es sinnvoll, vorab einen Blutstatus zu erstellen, um ein Vitamin D-Defizit zu überprüfen.

Lebertran

Lebertran ist ein altbekanntes und bewährtes Nahrungsergänzungsmittel, das viele von uns noch aus Kindertagen kennen. Damals war es fast selbstverständlich, dass Kinder aufgrund der gesundheitsfördernden Eigenschaften täglich Lebertran bekamen. Wusste man seinerzeit zwar nur, dass Lebertran gesund ist, so weiß man heute, dass es über einen sehr hohen Gehalt an Vitamin A und D, Omega-3-Fettsäuren, EPA und DHA verfügt.
Lebertran wird aus der Leber von Kabeljau hergestellt, und es ist sehr ähnlich wie Fischöl. Allerdings ist der Gehalt in Lebertran an Vitamin A und D wesentlich höher als in Fischöl.

Lebertran wird in der MS-Behandlung häufig langfristig eingesetzt, da bekannt ist, dass durch die regelmäßige Einnahme die Anzahl der Schübe reduziert werden kann. Besonders effektiv scheint Lebertran in Kombination mit Magnesium und Calcium zu sein.

Ungesättigte Fettsäuren – (Omega 3 und Omega 6)

Bei der Einnahme von orthomolekularen Präparaten wird den Fettsäuren oftmals zu wenig Aufmerksamkeit entgegengebracht. Vielleicht liegt es daran, dass Fette eher ein negatives Image haben, und man vorschnell daran denkt, dass Fette für Übergewicht und eine ungesunde Lebensweise stehen.
Allerdings ist dies nur eine Seite der Medaille, denn der Organismus benötigt neben vielen anderen Nährstoffen auch bestimmte Fettsäuren. Und bei der MS gilt dies in ganz besonderem Maße, denn so wichtig viele orthomolekulare Präparate auch sind – an die Bedeutung der gesunden Fettsäuren reichen alle anderen Nährstoffe nicht heran. So verweisen Fachleute sogar darauf, dass die Berücksichtigung der Öle der wichtigste diätetische Aspekt überhaupt ist und über allen anderen Nährstoffpräparaten erhaben scheint.

Allerdings ist es hierbei wichtig, zwischen guten und schlechten Fetten zu unterscheiden. Denn bei der ganzheitlichen MS-Behandlung wird neben dem Verzehr der richtigen Fette die gleichzeitige Vermeidung der falschen Fette als die entscheidende Therapiegrundlage betrachtet. Während sich die ‚richtigen Öle' nämlich begünstigend auf den Krankheitsverlauf auswirken können und die Entzündungen in Schach halten, führen andere Öle zu einer Verstärkung der Entzündungen.

Die Fette, die für den Körper gesundheitsfördernd sind und als essentiell bezeichnet werden, sind die mehrfach ungesättigten Fettsäuren. Zu den wichtigsten gehören die Omega-3 und die Omega-6-Fettsäuren. Obwohl unser Organismus die ungesättigten Fettsäuren aus vielerlei Gründen also dringend

benötigt, kann er sie nicht selbst herstellen. Somit ist er darauf angewiesen, dass diese entweder über die richtige Ernährung oder entsprechende Präparate zugeführt werden. In natürlicher Form sind diese wertvollen Fette in Fischsorten wie Lachs, Makrele und Heilbutt enthalten, sodass die Nahrungsergänzungsmittel mit ungesättigten Fettsäuren häufig auf der Basis von Fischölen hergestellt werden.
Ungesättigte Fettsäuren spielen bei vielen Stoffwechselfunktionen eine wichtige Rolle. Sie sind an so vielen Prozessen beteiligt, dass man ohne sie kaum zu gesundheitlichem Wohlbefinden gelangen kann. So verhelfen sie nicht nur zu gesünderer Haut und vitaleren Haaren und Nägeln. Vielmehr sind sie notwendig für eine reibungslose Verdauung, den Fettstoffwechsel, das Immunsystem, eine verbesserte Gehirnleistung, Herz-Kreislauffunktionen bis hin zur Regulierung von Prostaglandinen (Gewebshormonen). Und schließlich wirken die ungesättigten Fettsäuren nicht nur entzündungshemmend, sondern können auch zur Reparatur zerstörter Zellstrukturen im Nervensystem erfolgreich eingesetzt werden. Die Wirksamkeit der Omega 3-Fettsäuren wird insbesondere darauf zurückgeführt, dass sie als Gegenspieler der Linolsäure bzw. der Arachidonsäure fungieren.

Bei dem Verzehr von ungesättigten Fettsäuren ist nicht die absolute Menge entscheidend, sondern es kommt unbedingt auf ein ausgewogenes Verhältnis zwischen Omega 3- und Omega 6-Fettsäuren an. Als sinnvoll gilt ein Verhältnis von Omega 3 zu Omega 6-Fettsäuren von 1:5.
Die hierzulande übliche Ernährungsweise führt allerdings zu einer enormen Unausgewogenheit dieser beiden Fettsäuren. Durch ein Übermaß an Molkereiprodukten, Eiern, Fleisch und ungünstigen pflanzlichen Ölen nehmen die meisten Menschen zu viele Omega 6-Fettsäuren zu sich.

Wenn zwischen den beiden Fettsäuren ein Ungleichgewicht besteht, kann dies dazu führen, dass das Immunsystem mit Entzündungsreaktionen antwortet, wie es im Falle von MS und anderen Autoimmunerkrankungen geschieht. Demzufolge geht man aus orthomolekularer Sicht davon aus, dass in der MS-Therapie ein ausgewogenes Verhältnis von Omega 3- und Omega 6-Fettsäuren angestrebt werden sollte.

Auch eine unsachgemäße Aufbewahrung von Ölen kann dazu führen, dass eine entsprechende Versorgung mit Omega 3 und Omega 6 nicht erfolgen kann, da es durch Hitze, Sauerstoff, Licht und Herstellungsverfahren zu bedenklichen Beschädigungen der hochwertigen Fettsäuren kommen kann. In diesen Fällen ist der Verzehr nicht nur unnütz, sondern mitunter sogar schädlich.

Q10 – der Energielieferant

Das Coenzym Q10 wird auch als Ubichinon bezeichnet. Es wurde erst 1957 an der Universität Wisconsin (USA) entdeckt und hat seine Bekanntheit eigentlich erst innerhalb der letzten 10 Jahre erlangt.
Mittlerweile wird es für die Funktion aller Organe und den gesamten Körper als unentbehrlich angesehen. Denn nicht nur die Energiegewinnung in allen Zellen wird durch Q10 ermöglicht, sondern auch die starke antioxidative Wirkung macht es so wertvoll. Aufgrund seiner Wirkungsweise wird Q10 heutzutage bei vielen Zivilisationserkrankungen eingesetzt.
Bei Erkrankungen des Nervensystems kann Q10 das Fortschreiten der Erkrankung bremsen, allerdings liegt bei MS-Patienten meistens eine Unterversorgung mit Q10 vor. Zwar kann der menschliche Körper Q10 selbst produzieren, aber er benötigt hierfür eine ausreichende Menge an bestimmten Vitalstoffen wie die Vitamine B6, B12, C, Folsäure und Pantothensäure. Q10 hat eine ähnliche Struktur wie Vitamin E und ist ebenfalls fettlöslich.

Q10 ist prinzipiell in allen Körperzellen vorhanden, aber in Zellen mit einem hohen Energieumsatz wie Herz, Leber, Bauchspeicheldrüse und Nieren findet man besonders hohe Konzentrationen.
Q10 wird oft auch als der Energielieferant bezeichnet, weil es intensiv an der Energiegewinnung der Zellen beteiligt ist. Besonders in Zellen mit hohem Energieumsatz ist Q10 vorhanden. Q10 wird aufgrund seiner energieliefernden Eigenschaften sehr erfolgreich bei chronischer Erschöpfung eingesetzt. So wird bei den meisten CFS-Patienten (chronische Müdigkeit) eine deutliche Symptomverbesserung erreicht, wenn eine tägliche Einnahme von 100 mg Q10 verordnet wird. Aber auch bei einer täglichen Gabe von nur 60 mg konnten bei einer Studie der amerikanischen Universität Iowa bei 69 % der Teilnehmer deutliche Verbesserungen der Erschöpfungssymptome erreicht werden. Dies wird darauf zurückgeführt, dass Q10 ein wichtiger Vitalstoff für die mitochondriale Energiebereitstellung darstellt.

Man kann Q10 über die Nahrung zu sich nehmen, indem man Öle wie Rapsöl, Sojaöl und Sesamöl und Nüsse verzehrt. Auch tierische Nahrungsmittel wie Fleisch und fetthaltige Fischsorten sind in der Regel sehr Q10-haltig. Sie sind hier den pflanzlichen Lebensmitteln deutlich überlegen. Die durchschnittliche tägliche Q10-Menge, die über die Nahrung erzielt wird, liegt bei 5 – 10 mg. Da eine MS-Ernährung jedoch auf fettreiche und tierische Nahrungsmittel verzichtet, ist eine ausreichende Q10-Versorgung über die Ernährung fast nicht zu erreichen, sodass die Einnahme von Q10-Präparaten sinnvoll ist.

Vitamin E (Tocopherol)

Vitamin E gilt als einer der wichtigsten Radikalenfänger und ist in der Lage, Rheuma, Arthrose und Entzündungsprozesse zu lindern. MS-Patienten profitieren häufig von Vitamin E-Gaben, wenn sie diese zusätzlich zu ihren Medikamenten einnehmen.
Wenn dem Körper Vitamin E fehlt, macht sich dies durch unterschiedliche Warnzeichen bemerkbar. Dies können Müdigkeit und deutlicher Leistungsabfall sein, aber auch Altersflecken, Herzkrankheiten, welke Haut, Sehschwäche und nervöse Reizbarkeit. Beim Mann führt Vitamin E-Mangel zu einer unzureichenden Spermienproduktion und damit zu Unfruchtbarkeit.

Personen, die täglich große Mengen Fleisch verzehren und nicht genügend Vitamin E zu sich nehmen, laufen Gefahr, dass sich im Körper zu viel Arachidonsäure und damit Entzündungsstoffe entwickeln. Eine fatale Situation für MS-Patienten.
Auch wer einen Vitamin C-Mangel hat, erhöht das Risiko, einen Vitamin E-Mangel zu entwickeln, ganz enorm. Denn Vitamin C ist in Kombination mit Glutathion in der Lage, oxidiertes Vitamin E zu recyclen und es den Zellen somit wieder verfügbar zu machen. Ist jedoch nicht ausreichend Vitamin C vorhanden, kann dieser Prozess nicht erfolgen.

Weitere Gründe für einen Vitamin E-Mangel liegen in einem überhöhten Alkoholkonsum, im Rauchen und Stress. Auch Störungen der Fettaufnahme aufgrund von Beeinträchtigungen der Verdauungsorgane wie der Bauchspeicheldrüse, Leber und Galle können zu einem eklatanten Vitamin E-Mangel führen. Die Folgen von Vitamin E-Mangel können sehr vielfältig ausfallen. Neben einer erhöhten Anfälligkeit für Krebs, Schlaganfall, Herzinfarkt, Rheuma und Nerven-erkrankungen verringert sich die Zellwandstärke der roten Blutkörperchen, was zur Zerstörung der Zellen und zu Blutarmut führen kann.

Doch Vitamin E ist nicht gleich Vitamin E. Es gibt acht verschiedene Formen von Vitamin E, die in ihrem Aufbau alle unterschiedlich sind. Die aktivste und am häufigsten vorkommende Vitamin E-Verbindung ist das Alpha-Tocopherol. Weitere Vitamin E-Formen sind das Beta-Tocopherol, Gamma-Tocopherol und Delta-Tocopherol. Die höchste biologische Aktivität erreicht das Alpha-Tocopherol. Hier unterscheidet man zwischen synthetisch hergestelltem Vitamin E (dl-alpha Tocopherol) und der natürlichen Form (d-alpha-Tocopherol), die der künstlich hergestellten Variante in ihrer Potenz um mindestens 50 % überlegen ist.

Neben den Tocopherolen gehören auch die Tocotrienole zur Vitamin E-Familie. Sie sind chemisch verwandt mit den Tocopherolen, aber trotzdem sind sie anders in ihrer Wirkung.

Die Bedeutung von Tocotrienolen wurde besonders durch eine dreijährige Doppelblindstudie von dem amerikanischen Kardiologen Dr. Marvin Bierenbaum deutlich. Während dieser klinischen Studie wurden Tocotrienole auf der Basis von Reis und Palmöl eingesetzt, was bei vielen Studienteilnehmern zu einer Rückbildung von Arteriosklerose führte.

In der Teilnehmergruppe, die Tocotrienole erhielten, konnte der gesundheitliche Zustand bei 92 % der Patienten verbessert oder zumindest stabilisiert werden. Dies führte er darauf zurück, dass sich die Cholesterin-Ablagerungen ernorm reduzierten mit der erfreulichen Konsequenz, dass sich das vorhandene Schlaganfallrisiko dieser überdurchschnittlich gefährdeten Personen verringern konnte. In der Kontrollgruppe, deren Teilnehmer Placebos erhielten, besserte sich der Zustand bei 48 % der Patienten nicht und wurde sogar vielfach schlechter.

Auch die WHO (Weltgesundheitsorganisation) weist auf eine Studie hin, bei der festgestellt wurde, dass das Risiko für Herz-Kreislauferkrankungen um ca. 50 % reduziert werden kann, wenn über die Nahrung Vitamin E aufgenommen wird.

Dr. Marvin Bierenbaum ist Direktor des Kenneth L. Jordan Herzstiftung- und Forschungszentrums im amerikanischen Montclair. Er beschäftigt sich intensiv mit der orthomolekularen Medizin, sodass er seine Erfahrungen nicht ausschließlich auf den Einsatz bei Herz-Kreislauferkrankungen beschränkte. Bereits in den 1980-er Jahren setzte er Vitamin E bei Diabetikern ein. Dabei stellte er fest, dass bei einer Gabe von 800 I.E. bis 2.000 I.E. der Blutzucker der Diabetiker normalisiert werden konnte.
Bei Personen ohne besondere gesundheitliche Einschränkungen wird eine tägliche Tagesdosis von bis zu 400 I.E. empfohlen. Einige Orthomolekular-Mediziner empfehlen sogar Dosierungen von bis zu 800 I.E.

Patienten mit Diabetes, Bluthochdruck, rheumatischen Herzerkrankungen oder einer überaktiven Schilddrüse sollten mit einer niedrigen Dosierung beginnen. Erst im Laufe von mehreren Monaten sollte die maximale Dosierung von 400 bis 800 I.E. erreicht werden. Wer seine Dosierung reduzieren möchte, sollte dies ebenfalls nicht abrupt vornehmen, sondern schrittweise.

Ernährung und Nahrungsmittelintoleranzen bei MS

Ein vielfach unterschätztes Thema im Zusammenhang mit MS ist das der Allergien. Dabei spielen die klassischen Allergien, die der Allergologe in der Regel meint, nur eine vergleichsweise untergeordnete Rolle. Wesentlich häufiger führen sogenannte maskierte Allergien, die auch als Nahrungsmittelintoleranzen bezeichnet werden, zu zahlreichen Symptomen und einer besonderen Belastung des Immunsystems sowie des Verdauungstraktes und damit zu einer Verschärfung der Multiplen Sklerose.

Häufig stellen die Patienten im Laufe ihrer Erkrankung durch eigenes Beobachten fest, dass ihnen bestimmte Nahrungsmittel Probleme bereiten. Doch leider wird ihnen von ihren Therapeuten meistens nicht vermittelt, dass es sich hierbei um Nahrungsmittelintoleranzen handeln könnte. Denn dieses ist ein Thema, das erst ganz langsam in den niedergelassenen Praxen Berücksichtigung findet. Dabei könnten gerade die Abklärung eventuell vorliegender Nahrungsmittelintoleranzen und das anschließende Meiden der unverträglichen Lebensmittel häufig zu einer deutlichen Verbesserung der gesamten gesundheitlichen Situation führen. Immer wieder wird von Personen berichtet, die durch den Verzicht auf unverträgliche Nahrungsmittel eine beeindruckende Symptomlinderung erzielen konnten, egal, welches Krankheitsbild bei ihnen zugrunde lag.

Nahrungsmittelintoleranzen sind sehr oft die Ursache für ungeklärte, langjährige Gesundheitsstörungen. Experten gehen mittlerweile davon aus, dass mindestens 40 % der Bevölkerung von Nahrungsmittelintoleranzen betroffen sind. (Quelle: British Allergy Foundation). In den USA wird die Diagnostik von Nahrungsmittelallergien und – intoleranzen bereits seit den 1960-er Jahren intensiv betrieben. Dort geht man aufgrund der langjährigen Erfahrungen davon aus, dass sogar 50 % der Bevölkerung mit Intoleranzen und Allergien auf Lebensmittel reagieren.
Nahrungsmittelintoleranzen machen sich bei jedem Menschen anders bemerkbar und stehen im Verdacht, über 100 verschiedene Symptome auslösen zu können. Diese betreffen jeden Bereich des Körpers und verursachen ganz unterschiedliche Beschwerden wie beispielsweise Blasenentzündung, Darmkoliken, Juckreiz, Schweißausbrüche, Blähungen, chronische bleierne Müdigkeit, Depressionen, Koliken, Ekzeme, Atemnot und diverse andere und treten meist zeitlich verzögert nach dem Verzehr von bestimmten Lebensmitteln auf. Viele dieser Beschwerden können auch durch die MS selbst auftreten, sodass es teilweise schwierig ist, festzustellen, ob sie nun von der MS herrühren oder durch unverträgliche Nahrungsmittel ausgelöst werden.

In Deutschland wissen nur die wenigsten Betroffenen von ihren Nahrungsmittelintoleranzen und leiden oft viele Jahre lang unter unerklärlichen Beschwerden, für die keine Ursache zu finden ist. Jahrelange Ärzteodysseen sind dabei keine Seltenheit. So hat die bekannte Ernährungsberaterin Liz Tucker in ihrem Buch ‚Wenn du ja sagen willst, aber dein Körper nein sagt', festgestellt, dass einer der relevantesten Hinweise auf eine Nahrungsmittelintoleranz ein chronischer Zustand sein kann, der behandlungsresistent zu sein scheint. Gerade der nicht mehr übersehbare Anstieg der chronischen Erkrankungen bedarf mehr Ursachen- als Symptomforschung. Für Multiple Sklerose gilt dies in ganz besonderem Maße, denn es gibt begründete Annahmen, dass unverträgliche Nahrungsmittel zur Entstehung und einem ungünstigen Krankheitsverlauf der MS beitragen können.

Als einer der ersten MS-Betroffenen, der sich dem Zusammenhang von Ernährung und MS widmete, gilt der schottische Schriftsteller Roger MacDougall. Er erkrankte 1953 an MS, die bei ihm zu starken Beeinträchtigungen der Sehkraft, Finger, Beine und beim Sprechen führte und schließlich im Rollstuhl endete. Aus Enttäuschung über die Machtlosigkeit der Schulmedizin bei der Behandlung seiner Erkrankung bemühte er sich selbst um alternative Möglichkeiten und stieß auf einen Zusammenhang von Ernährung und MS.

Im Laufe der Zeit war ihm aufgefallen, dass insbesondere gluten- und milchhaltige Lebensmittel, gesättigte Fette und andere tierische Fette zu Symptomverschlimmerungen führten. Infolgedessen verzichtete er fortan auf diese Nahrungsmittel und sorgte darüber hinaus dafür, dass er sich hauptsächlich von Lebensmitteln mit einem niedrigen Zuckergehalt ernährte. Seine Ernährungsumstellung basierte letztendlich auf der Steinzeitdiät, die heutzutage auch von immer mehr Therapeuten bei den unterschiedlichsten Krankheitsbildern empfohlen wird.

Roger MacDougall erlebte durch seine konsequente Ernährungsumstellung solch signifikanten gesundheitlichen Verbesserungen, dass er im hohen Alter von 80 (!) Jahren immer noch mobil war und ohne Hilfe laufen konnte. Auch andere MS-Symptome wies er nach seiner erfolgreichen Ernährungsumstellung nicht mehr auf.

Je bekannter der gesundheitliche Erfolg von Roger MacDougall wurde, desto mehr MS-Betroffene versuchten ihr Glück ebenfalls mit der Steinzeitdiät. Viele von ihnen, aber nicht alle, erlebten ähnlich positive Krankheitsverläufe. Erst als diese Personen auf andere Nahrungsmittel als von Roger MacDougall empfohlen, verzichteten, verbesserten sich auch bei ihnen viele Symptome.

Die Erfahrungen von Roger MacDougall liegen mittlerweile schon viele Jahre zurück. Damals gab es noch keine genaueren Erklärungen für dieses

Phänomen, dass unverträgliche Nahrungsmittel zu gravierenden gesundheitlichen Beeinträchtigungen führen können. Und auch heute noch fristet dieses Thema zum Leidwesen vieler chronisch kranker Menschen ein stiefmütterliches Dasein. Denn man weiß heutzutage sehr wohl, dass viele chronische Krankheiten durch den Verzicht auf unverträgliche Lebensmittel häufig sehr positiv beeinflusst werden können. Oftmals kommt es sogar zu schlichtweg erstaunlichen gesundheitlichen Verbesserungen.

Lassen Sie uns also die Nahrungsmittelintoleranzen genauer betrachten.

Während das Thema Nahrungsmittel**allergien** in aller Munde ist, drängt das Thema Nahrungsmittel**intoleranzen** erst seit wenigen Jahren zunehmend in den Fokus der Wissenschaft und Medien. Ein Wunder, dass diesem Thema immer noch nicht die umfangreiche Aufmerksamkeit entgegengebracht wird, die ihm eigentlich zustehen würde. Denn wenn man bedenkt, dass von Nahrungsmittelintoleranzen mittlerweile viele Millionen Menschen betroffen sind, und die Nahrungsmittelallergiker in ihrer Anzahl damit um ein Vielfaches übertreffen, kann man das kaum verstehen.

Umgangssprachlich wird zwischen den Begrifflichkeiten ‚Nahrungsmittelallergie' und ‚Nahrungsmittelintoleranz' kein Unterschied gemacht. Wenn von Intoleranzen die Rede ist, werden diese irrtümlicherweise häufig auch als Nahrungsmittelallergien bezeichnet. Das einzige, was diese beiden Bereiche jedoch gemeinsam haben, sind die Symptome. Diese sind tatsächlich zum Verwechseln ähnlich, aber das ist auch eigentlich schon die einzige Gemeinsamkeit.
Einer der wesentlichsten Unterschiede liegt darin begründet, dass bei den klassischen Nahrungsmittelallergien im Gegensatz zu Intoleranzen ein immunologischer Mechanismus zugrunde liegt. Hierbei bildet der Organismus Antikörper gegen die allergieauslösenden Stoffe, und es findet eine Sensibilisierung statt. Hat jemand beispielsweise eine Erdnussallergie, reicht schon eine winzige Substanz, um Symptome auszulösen.

Bei Nahrungsmittelintoleranzen ist dies hingegen nicht der Fall. Hier kann das eigentlich unverträgliche Nahrungsmittel in minimalen Mengen vertragen werden, ohne dass Symptome auftreten. Dies hängt mit dem völlig anderen Wirkmechanismus zusammen, der bei einer Intoleranz im Gegensatz zu einer Allergie vorhanden ist. Denn während bei der Allergie Antikörper gebildet werden, geschieht dies bei einer Intoleranz nicht. Demnach werden Nahrungsmittelintoleranzen auch als nicht immunologisch bedingte Nahrungsmittelunverträglichkeiten bezeichnet.

Aufgrund der fehlenden Antikörper bei Intoleranzen fallen sämtliche klassischen Allergietests unauffällig aus: Der Spiegel des Antikörpers IgE im Blut ist nicht erhöht, und auch bei Hauttests (z. B. Pricktests) treten keine

Reaktionen auf. Diese Tests sind Standarduntersuchungen, die bei Allergien mit Sofortreaktionen sinnvoll eingesetzt werden, aber bei Intoleranzen keinerlei Aussagekraft besitzen. Und genau hier liegt ein riesiges Problem. Da leider die meisten Allergologen lediglich auf eine Allergie, nicht jedoch auf Intoleranzen hin untersuchen, bleiben letztere bei vielen Patienten jahrelang unentdeckt. Erst durch Zufall geraten viele Patienten dann irgendwann an einen kundigen Therapeuten, der die ganze Misere aufdeckt.

Nahrungsmittelunverträglichkeiten hängen fast immer mit einem Leaky Gut Syndrom (durchlässiger Darm) zusammen, weil aufgrund der geschädigten Darmschleimhaut mikrobielle Polypeptide, unvollständig gespaltene Nahrungsbestandteile, Polysaccharide und bakterielle Endotoxine in den Blutkreislauf gelangen. Wird der durchlässige Darm therapiert, bessern sich viele Symptome der Nahrungsmittelintoleranzen.

Erfolgt jedoch keine Reparatur der Darmschleimhaut, und wird der Körper permanent mit für ihn unverträglichen Nahrungsmitteln konfrontiert, so bedeutet dies, dass er nie zur Ruhe kommt. Denn durch die unvollständige Verdauung entstehen nicht nur belastende Stoffwechselprodukte, die die Entgiftungsorgane zusätzlich entsorgen müssen, sondern außerdem wird das Immunsystem ständig überstrapaziert, da sich dieses als Antwort auf unverträgliche Nahrungsbestandteile immer in Alarmbereitschaft befindet. Und da das Immunsystem bei einer MS ohnehin aus dem Gleichgewicht geraten ist, können unverträgliche Lebensmittel zu einer Verschärfung der Erkrankung beitragen.

So kompliziert, wie die MS ist, so komplex gestalten sich häufig auch die Nahrungsmittelintoleranzen. Ein großes Problem ist es, die für sich verträgliche Mengen der symptomauslösenden Nahrungsmittel herauszufinden. Denn diese ist individuell völlig unterschiedlich und kann sich täglich wieder verändern. So kann bei einer Person schon ein Stückchen Schokolade zu massiven Beschwerden führen, während bei dem anderen Betroffenen der Körper erst nach dem Verzehr von zwei ganzen Riegeln reagiert.

Und während der Eine von einer Histaminintoleranz betroffen ist, verträgt der andere keine fructosehaltigen Lebensmittel. Bei sehr stark ausgeprägten Intoleranzen kann sich die Auswahl der verträglichen Nahrungsmittel sogar so extrem eingrenzen, dass sie von jeglichen bekannten Nahrungsmittelintoleranzen betroffen sind wie Histamin-, Gluten-, Fructose- und Laktoseintoleranz. Außerdem kommen dann häufig noch Nahrungsmittelunverträglichkeiten hinzu, die mittels eines IgG-Tests aufgedeckt werden. Ich weise an dieser Stelle nochmals ausdrücklich darauf hin, weil es so enorm wichtig ist: Die Testverfahren für Nahrungsmittelintoleranzen sind ganz andere als diejenigen, die bei klassischen Allergien durchgeführt werden.

Auch wenn in Deutschland die Akzeptanz dieser IgG-Testverfahren zu wünschen übrig lässt, sind diese Tests in englischsprachigen Ländern quasi an der Tagesordnung und haben schon vielen Betroffenen zu einer deutlichen Verbesserung der Lebensqualität verholfen. Diese Intoleranzen lassen sich nicht mit den klassischen IgE-Allergietests aufdecken! So kommt es leider sehr oft vor, dass Therapeuten zwar auf Allergien hin untersuchen, aber nicht auf Intoleranzen. Bei einem negativen Allergietestergebnis wird dann leider sehr oft der fatale Trugschluss gezogen, dass der Patient doch mehr ein Hypochonder sei, oder alle Symptome psychische Ursachen hätten.

Für eine erfolgreiche MS-Therapie ist es erforderlich, die unverträglichen Nahrungsmittel zu identifizieren und anschließend eine längere Zeit zu meiden. So werden das Immunsystem und der Verdauungstrakt entlastet.

Ein großes Problem ist jedoch, dass vielen Menschen gar nicht bewusst ist, dass sie von Nahrungsmittelintoleranzen betroffen sind. Sie haben sich nämlich schon so sehr an ihre Symptome gewöhnt, dass sie diese geradezu als Normalzustand ansehen. Aber ist es tatsächlich normal, ständig wiederkehrende Blähungen zu haben, nach bestimmten Mahlzeiten schlagartig Durchfall zu bekommen oder von einer lästigen chronischen Verstopfung betroffen zu sein? Auch ein Reizdarm ist im Übrigen häufig nichts anderes als eine nicht erkannte Nahrungsmittelintoleranz und hat in viel weniger Fällen tatsächlich mit der Psyche zu tun als es allgemein dargestellt wird.

Die häufigsten Intoleranzen im Überblick:

Zöliakie und Glutenintoleranz

Streng genommen ist die Zöliakie keine Allergie, sondern eine Autoimmunerkrankung, weil das Immunsystem Antikörper gegen Gluten aktiviert. Diese Art der Glutenintoleranz gehört somit zu den immunologisch bedingten Nahrungsmittelintoleranzen. Sie wird im Kindesalter als Zöliakie bezeichnet und im Erwachsenenalter als einheimische Sprue. Umgangssprachlich wird hier allerdings kein Unterschied gemacht, auch Erwachsene bezeichnen ihre Erkrankung als Zöliakie.

Die Zöliakie ist eine der häufigsten darmassoziierten Erkrankungen und wird trotzdem häufig erst im Erwachsenenalter entdeckt. Schätzungen gehen davon aus, dass viele Patienten erst nach ca. 10 beschwerdereichen Jahren die Diagnose erhalten, und dass die Zöliakie in Deutschland in einem Verhältnis von 1:200 vorkommt. Damit ist die Zöliakie die häufigste chronische Darmerkrankung.

Sie ist eine lebenslange Erkrankung, entsteht nur bei genetisch veranlagten Personen und ist besonders bei weiblichen Verwandten ersten Grades zu beobachten. Die Erkrankung wird nicht vererbt, sondern nur die Anlage hierzu. Das bedeutet, dass Zöliakie beim Vorhandensein der Veranlagung nicht zwangsläufig ausbrechen wird.

Ausgelöst werden die Symptome, wenn das Klebereiweiß Gluten verzehrt wird. Dieses führt zu einer chronisch entzündeten Dünndarmschleimhaut. Gluten ist in zahlreichen heimischen Getreideprodukten enthalten wie Weizen, Roggen, Dinkel, Gerste etc. Während für die Backindustrie gerade dieses Klebereiweiß eine wichtige Eigenschaft für die Herstellung von Backwaren hat, bringt es bei überempfindlichen Personen große Probleme.
Das Klebereiweiß Gluten führt bei Zöliakiepatienten zu einer starken Abnahme der Dünndarmzotten (Atrophie). Die Zotten sind Ausstülpungen der Darmschleimhaut und für die Aufnahme der Nährstoffe und Weiterleitung an die Blutbahn zuständig. Mit der Rückbildung der Zotten nehmen auch wichtige Verdauungsenzyme ab, sodass Nährstoffe unzureichend gespalten und nicht ausreichend ins Blut aufgenommen werden.

Als Folge entstehen die klassischen Symptome der Zöliakie wie chronische Durchfälle, fettglänzende klebrige Stühle, starke Müdigkeit, Bauchschmerzen mit aufgetriebenem Bauch, Gewichtsverlust, Antriebsschwäche, Eisenmangelanämie und Gedeihstörungen im Kindes- und Jugendalter.
Die Intensität der Zöliakie ist individuell sehr unterschiedlich. Während einige Personen schon bei den geringsten Glutenmengen mit starken Symptomen reagieren, können andere Betroffene noch kleinere Mengen tolerieren oder bekommen nur leichte Beschwerden.
Eine nicht behandelte Zöliakie kann langfristig zu sehr ernsten Erkrankungen führen. Angefangen bei Gedeihstörungen im Kindes- und Jugendalter leiden viele Betroffene unter Blutarmut, Depressionen, Unfruchtbarkeit, Frühgeburten bis hin zu schlechter Wundheilung. Das Risiko, an Darmkrebs zu erkranken, wird als um das Zehnfache höher eingeschätzt als bei gesunden Personen. Auch für Osteoporose und Lymphdrüsenkrebs bestehen höhere Risiken.

Ein weiteres Problem der Zöliakie stellt die Vergesellschaftung mit anderen Erkrankungen dar. So entwickeln viele Betroffene neben der Zöliakie auch eine Laktoseintoleranz, sodass sie keinen Milchzucker mehr vertragen. Diese bildet sich allerdings häufig wieder zurück, sobald eine glutenfreie Ernährung eingehalten wird.
Als gravierende, mit Zöliakie vergesellschaftete Begleiterkrankungen, gelten Diabetes mellitus Typ 1 und die Schilddrüsen-Autoimmunerkrankung Hashimoto-Thyreoditis.

Eine Glutenintoleranz ist nicht zwangsläufig eine Zöliakie. Es gibt viele Personen, die kein Gluten vertragenn, aber dennoch nicht an der schweren Zöliakie erkrankt sind. Dies ist ein Sachverhalt, der in der medizinischen Praxis kaum berücksichtigt wird. Hier geht man davon aus, dass bei einem Negativtest auf Zöliakie Gluten vertragen wird. Doch weit gefehlt, denn es gibt neben der Zöliakie auch eine Glutenintoleranz.

Im Unterschied zur Zöliakie können bei der milden Glutenintoleranz je nach individueller Toleranzgrenze bestimmte Mengen Gluten vertragen werden. So kann im Gegensatz zur Zöliakie das Sonntagsbrötchen auch mal auf die herkömmliche Weise gegessen werden. Dennoch sollte der Glutenverzehr zu den Ausnahmen gehören.

Als Vorreiter zum Thema dieser als ‚milde Glutenintoleranz' bezeichneten Form gelten Dr. Axel Bolland von der Naturheil-Klinik Kurhaus Dhonau in Bad Sobernheim und Dr. J. Kamsteeg vom Keac-Institut in Weert (NL). Sie beschäftigen sich seit vielen Jahren eingehend mit dieser Thematik und verfügen über umfangreiche Erfahrungen, die belegen, dass bei dieser Form der ‚milden Glutenunverträglichkeit' deutliche gesundheitliche Verbesserungen eintreten, sobald eine glutenfreie oder glutenreduzierte Diät durchgeführt wird.

Dr. Bolland erklärt eine glutenfreie Ernährung als Weg zurück zu den Wurzeln und macht die heutige stark gluten- und milchhaltige Ernährungsweise für das Entstehen vieler Erkrankungen verantwortlich. Seit über 25 Jahren beschäftigt er sich mit dieser Thematik und konnte bereits vielen Patienten mit seiner gluten- und milchfreien Diätform zu gesundheitlichen Verbesserungen verhelfen. Diese Erkenntnisse stimmen übrigens völlig überein mit den bereits am Anfang dieses Kapitels erwähnten Erfahrungen von Roger MacDougall.

Laktoseintoleranz

Laktose ist ein natürlicher Zucker, der in Milch von Säugetieren vorkommt. Dieser so genannte Milchzucker wird von dem Enzym Laktase verdaut. Wenn zuwenig Laktase vorhanden ist, kann eine Laktoseintoleranz entstehen. Bei Kindern unter zwei Jahren wird die meiste Laktase gebildet, aber auch fast alle Europäer im Erwachsenenalter mit weißer Hautfarbe produzieren in der Regel ausreichende Mengen an Laktase. In anderen ethnischen Gruppen kommt Laktoseintoleranz viel häufiger vor. Man geht davon aus, dass ungefähr 75 % der Afrikaner mit dunkler Hautfarbe und 90 % der Asiaten von einem Laktasemangel betroffen sind.

Zu den Personen, denen ihre Laktoseintoleranz bereits bekannt ist, kommen noch viele weitere hinzu, die ebenfalls betroffen sind, denen ihre Laktoseintoleranz aber nicht bewusst ist. Dies kann einerseits daran liegen, dass sie noch nicht richtig diagnostiziert wurden oder aber auch, dass sie keine Symptome bekommen, weil sie nur geringe verträgliche Mengen verzehren. Symptome bei einer Laktoseintoleranz sind Magenkrämpfe, Blähungen und manchmal Durchfall.

Histaminintoleranz

Diese Intoleranz kommt viel häufiger vor als allgemein bekannt. Die Intoleranz entsteht aufgrund des fehlenden Enzyms Diaminoxidase (DAO). Eine Histaminintoleranz macht sich bemerkbar, wenn man nach dem Verzehr fermentierter Lebensmittel mit Symptomen reagiert. Insbesondere Nahrungsmittel wie Hefe, Sauerkraut, Schokolade, Tomaten, Rotwein, Salami, Parmesan und nicht fangfrischer Fisch werden nicht vertragen.

Eine Histamintoleranz ist bei sehr vielen Hautpatienten zu beobachten. Besonders bei Neurodermitis und Psoriasis sollte eine mögliche Histaminintoleranz unbedingt abgeklärt werden. Bei vielen Hautpatienten bessern sich die Symptome sehr deutlich, sobald auf histaminhaltiges Essen verzichtet wird.

Fructoseintoleranz

Eine weitere Unverträglichkeit ist die aufgrund des fehlenden Enzyms Fructose-1-phosphate aldolase auftretende Fructoseintoleranz. Hierbei kann Fruchtzucker nicht verdaut werden. Man unterscheidet zwischen einer erworbenen und einer ererbten Variante. Das genetische Fehlen des Enzyms führt dazu, dass in der Leber, den Nieren und dem Dünndarm Zucker angesammelt wird, was zu Magenschmerzen und Erbrechen führen kann.
Die ererbte Variante kommt vergleichsweise selten vor und wird fast immer schon in den ersten Lebensmonaten diagnostiziert. Sie bleibt lebenslänglich bestehen, während die erworbene Fructoseintoleranz in ihrer Ausprägung geringer werden kann oder mitunter sogar gänzlich verschwindet.

Erste Hinweise sind gegeben, wenn Sie bei dem Verzehr von Obst mit Verdauungsstörungen reagieren. Dies kann ein sehr deutlicher Hinweis auf eine Unverträglichkeit von Fruchtzucker sein. Da Fructose mittlerweile in vielen Fertiggerichten, Arzneimitteln und Alltagslebensmitteln enthalten ist, wird es zunehmend schwieriger, diesem Zusatzstoff auszuweichen.

Kaseinintoleranz

Kasein ist das Protein der Kuhmilch und der Hauptgrund, warum eine Milchallergie die am häufigsten auftretende Allergie in der Kindheit ist. In England sind bis zu 7 % der Kinder betroffen, von denen einige allerdings nicht auf das Kasein, sondern auf die Molke in nichtpasteurisierter Milch reagieren.
Die auftretenden Symptome schließen Hautausschlag, Durchfall, Magenkrämpfe und Übelkeit ein. Auffallend ist, dass viele MS-Patienten keine Milchprodukte vertragen. Wenn dies nicht auf eine Laktoseintoleranz zurückzuführen ist, könnte möglicherweise die Kaseinintoleranz der Grund hierfür sein. Der bereits erwähnte Roger MacDougall hatte selbst die Erfahrung gemacht, dass Kasein und Gluten hauptverantwortliche Faktoren bei seiner MS waren.

Während viele Personen nur von einer Intoleranz betroffen sind, gibt es auch einige, die gleichzeitig alle drei oder vier Intoleranzen haben und völlig verzweifeln, weil sie kaum noch wissen, was sie essen können. Nicht nur, dass es dann sehr schwierig ist, noch einen schmackhaften Speiseplan aufzustellen, vielmehr besteht die Gefahr, dass der Körper nicht mehr ausreichend mit den lebensnotwendigen Nährstoffen versorgt werden kann und gesundheitliche Folgeschäden entstehen.

In diesen Fällen ist dringend eine professionelle Unterstützung erforderlich. Gut geschulte Ernährungsberater und eine gezielte Unterstützung durch Therapeuten sind hier eine wesentliche Grundlage für die Genesung. Laktose (Milchzucker), Fructose (Fruchtzucker), Histamin und Gluten sind in so vielen Lebensmitteln enthalten, dass man als Laie mit den einzuhaltenden Diätvorschriften schnell überfordert ist.

Obwohl Intoleranzen auf Histamin, Fructose und Gluten wesentlich häufiger vorkommen als eine Laktoseintoleranz, werden sie viel seltener diagnostiziert. Fructoseintoleranz wird mit einem H2-Atemtest festgestellt, Histamin- und Glutenintoleranzen können anhand spezifischer Blutuntersuchungen diagnostiziert werden.

Weitere Informationen lesen Sie in meinen Büchern ‚Nahrungsmittelintoleranzen', Macht Sie Ihre Ernährung krank?' ‚Histaminintoleranz', und ‚Fructoseintoleranz'.

Allgemeine Ernährungsempfehlungen bei MS

Grundsätzlich gilt es bei einer MS, die Ernährung auf eine ausgewogene und vollwertige Ernährung umzustellen. Die Intensität der Vollwertkost ist dabei davon abhängig, inwieweit derartige, eigentlich gesunde Nahrungsmittel, überhaupt vertragen werden. Denn bei vielen Menschen ist der Verdauungstrakt nicht in der Lage, umfangreiche Vollwertkost zu verdauen. Blähungen und Bauchschmerzen sind dann häufig die Folgen, sodass durch eine eigentlich gesunde Ernähungsweise genau das Gegenteil bewirkt wird.

Zugunsten vegetarischer Ernährung sollte der Verzehr von tierischem Eiweiß weitestgehend eingeschränkt werden, wobei ein kompletter Verzicht auf Fleisch nicht unbedingt erforderlich ist. Tierisches Eiweiß einschließlich Milchprodukten überfrachtet den Körper mit Arachidonsäure, die nicht nur zu einer Übersäuerung des Körpers beiträgt, sondern auch Entzündungen und Schmerzen verstärken kann.
Auch das Vermeiden von histaminhaltigen Lebensmitteln wirkt sich meistens positiv auf den Krankheitsverlauf aus. Im Allgemeinen sollten die Nahrungsmittel naturnah und möglichst frei von Konservierungs- und Farbstoffen sein.

Besonders wenn auf glutenhaltige Nahrungsmittel, Milchprodukte und Lebensmittel mit einem hohen Zuckeranteil verzichtet wird, hat dies bei vielen Patienten einen positiven Einfluss auf den Gesundungsprozess. Durch pflanzliche Faserstoffe wird die regelmäßige Darmentleerung unterstützt, was sich günstig auf die häufigen Verdauungsprobleme auswirkt. Gründliches Kauen und eine ausreichende Flüssigkeitsaufnahme sind weitere wichtige Aspekte einer verträglichen Ernährung.

Achten Sie bei Ihrer Ernährung auch auf folgende Aspekte:

- Vermeiden Sie raffinierten Zucker, da er nicht nur zu einer Vielzahl von gesundheitlichen Problemen führt, sondern außerdem auch als Vitaminräuber wirkt.

- Vermeiden Sie Lebensmittel mit chemischen Zusatzstoffen. Insbesondere auf E-Nummern sollte verzichtet werden, da diese häufig auf Schimmelpilzbasis hergestellt werden und sich ungünstig auf die Darmflora auswirken.

- Verzichten Sie auf Lebensmittel, die Glutamat enthalten. Dieses wird nicht nur in den meisten chinesischen Restaurants verwendet, sondern auch in sehr vielen Fertigprodukten, insbesondere in Fertigsaucen. In Tierversuchen konnte ein Zusammenhang zwischen Glutamat und Fettleibigkeit festgestellt werden. Außerdem ist es bekannt dafür, dass es neurotoxisch wirkt und die Krebsentstehung fördern kann. Es steht sogar im Verdacht, die MS mit auszulösen oder sie zu begünstigen.

- Ernähren Sie sich intensiv von frischem Obst und Gemüse. Wenn Ihr Darm in der Lage ist, Rohkost zu verdauen, sollten Sie diese aufgrund wertvoller Enzyme in Ihre Ernährung integrieren.

- Vermeiden Sie lektinhaltige Lebensmittel wie Erdnüsse, rohe Getreidekörner und rohe Bohnen. Lektine gelten als darmschädigend und natürliche Giftstoffe.

- Achten Sie darauf, dass Sie Transfette vermeiden, weil der Körper diese industriell gehärteten Fette nur schwer verarbeiten kann. Diese sind überwiegend in frittierter Ware enthalten, aber auch in Fastfood, Margarine und Fertigprodukten.

- Essen Sie Fischsorten mit einem hohen Gehalt an Omega-3-Fettsäuren wie Lachs, Makrele und Heilbutt.

Stabilisierung des Abwehrsystems

Die Schulmedizin und Naturheilkunde haben in vielerlei Hinsicht sehr verschiedene Ansichten, wenn es um Krankheitsursachen und Behandlungen geht. Viele Dinge, die Sie in diesem Buch lesen, werden von der Schulmedizin völlig anders betrachtet, dies trifft insbesondere auf die Sichtweise bezüglich des Immunsystems zu. Denn während die Schulmedizin geradezu davor warnt, bei MS das Immunsystem anzukurbeln und dafür plädiert, das überaktive Immunsystem zu bremsen, sieht die Naturheilkunde besonders in der Stabilisierung des Immunsystems einen wichtigen Therapiebaustein. Dass das Immunsystem bei der MS eine entscheidende Rolle spielt, darin sind sich jedoch beide Fachrichtungen einig.

Um zu verhindern, dass Infekte als Schubauslöser auftreten können, sollte man nach dem naturheilkundlichen Verständnis das Immunsystem modulieren und somit die Abwehrschwäche reduzieren. Erreicht man hierdurch, dass weniger Schübe auftreten, so wirkt sich das auch günstig auf die Entmyelinesierung aus.

Die Stabilisierung des Immunsystems kann durch vielfältige Maßnahmen erfolgen. Hier eignen sich verschiedene Phytopräparate, homöopathische Mittel, diverse Nahrungsergänzungsmittel, naturheilkundliche Verfahren, Sport, sowie Entspannungstechniken zur Stressreduzierung. Namentlich sind dies unter anderem Präparate wie Vitamin C, Vitamin D, Vitamin E, Zink, Darmflorapräparate, Colostrum, Q10, Akupunktur, die Fiebertherapie, die Eigenblutbehandlung und Thymusspritzen.

Als besonders effektiv gilt das Schwarzkümmelöl. Es wird in der arabischen Welt, in Indien und Äthiopien traditionell in der Volksmedizin eingesetzt. Aufgrund der über 100 hochwirksamen Inhaltsstoffe wie den mehrfach ungesättigten Fettsäuren, den Vitaminen A, D, E, und B sowie Zink, Selen und Magnesium – um nur einige von ihnen zu nennen – gilt Schwarzkümmelöl als ein wahrer Immunbooster. Besonders hochwertig soll das kaltgepresste Öl aus dem ägyptischen Samen sein.

Einige ganzheitlich arbeitende Therapeuten greifen zur Immununterstützung auch gerne zu individualisierten Immunstimulantien, der sogenannten Mikroimmuntherapie. Dieses Verfahren wenden bisher nur wenige Therapeuten in Deutschland an, denn es ist derzeit noch relativ unbekannt. Es wird auch bei anderen chronischen Virenbelastungen wie z. B. dem Epstein-Barr-Virus (EBV) eingesetzt, allerdings auch nicht immer mit bleibendem Erfolg.

Es gibt also ein reichliches Angebot an verschiedenen Präparaten und Methoden, um sein Immunsystem auf Vordermann zu bringen. Allerdings ist es nicht allein damit getan, so lange noch Störfaktoren vorhanden sind. Denn wenn diese nicht behoben werden, kämpft man quasi gegen Windmühlen an.

Wer beispielsweise unter Schlafstörungen leidet, sollte tunlichst dafür Sorge tragen, diese zu beseitigen. Denn insbesondere ein gesunder Schlaf ist eine der wichtigsten Voraussetzungen für ein intaktes Immunsystem. Oder wer z. B von einer chronischen Schwermetallbelastung betroffen ist, sollte diese Schadstoffe aus dem Körper ausleiten, weil durch deren Anwesenheit das Immunsystem permanent überfordert würde.

Gleiches gilt auch für unverträgliche Nahrungsmittel. Werden trotz vorhandener Intoleranzen die unverträglichen Lebensmittel weiterhin verzehrt, führt dies zu einer stetigen Überstrapazierung des Immunsystems. Lesen Sie hierzu das Kapitel ‚Ernährung und Nahrungsmittelintoleranzen bei Multiple Sklerose'. Denn eine gesunde Ernährung sollte zwar grundsätzlich aus ‚gesunden Lebensmitteln' bestehen, aber dies gilt auch nur so lange, wie diese überhaupt vertragen werden. Ernähren Sie sich beispielsweise gerne von Vollkornprodukten, aber haben eine Glutenintoleranz, so richten Sie mit diesen an sich gesunden Nahrungsmitteln in Ihrem Körper großen Schaden an.

Für den Erfolg der Immunsystemstabilisierung ist eine aktive Mitarbeit des Patienten unerlässlich, denn diese ist nicht nur mit der täglichen Einnahme von einer einzigen Tablette zu erreichen.

Therapie aus umweltmedizinischer Sicht

Die Grundlage einer erfolgreichen MS-Therapie aus Sicht der Umweltmedizin besteht aus mehreren Komponenten. Man könnte fast sagen: So kompliziert und langwierig wie die Multiple Sklerose selbst ist, so kompliziert und langwierig kann auch eine erfolgreiche Therapie sein.

Aber was sind schon einige Monate Therapie (bis hin zu einigen Jahren), wenn man bereits so einen langen Leidensweg hinter sich hat? Und wer nimmt nicht gerne und freiwillig die Therapieanstrengungen auf sich, wenn er die Perspektive vor Augen hat, doch eines Tages tatsächlich wieder gesünder oder sogar gesund zu sein? Denn die ersten Symptomverbesserungen im Falle einer Schadstoffbelastung treten ja nicht erst in 5 Jahren ein, sondern in der Regel schon nach wenigen Wochen.

Die wichtigsten Therapiebausteine im Überblick:

1. Die Schadstoffquellen wie metallhaltiger unverträglicher Zahnersatz, Schimmelpilze, Wohngifte, schadstoffbelastetes Trinkwasser, Autoabgase etc. müssen beseitigt bzw. gemieden werden. Bei Schadstoffquellen zu Hause oder am Arbeitsplatz kann ein Sanierungsprogramm unter Umständen umfangreicher ausfallen. Denn wenn Holzschutzmittel, Spanplatten, imprägnierte Teppichböden oder Ledermöbel zu den körperlichen Schadstoffbelastungen geführt haben, ist die Schadstoffbeseitigung meistens mit einem größeren (Kosten-) Aufwand verbunden. Lassen Sie sich unbedingt von Fachleuten beraten, die über viel Erfahrung in diesem Bereich verfügen.

2. Die Schadstoffe müssen aus dem Körper ausgeleitet werden. Dies geschieht durch Entgiftungspräparate und –infusionen. Zu den häufig eingesetzten Entgiftungspräparaten zählen Chelate wie DMSA, DMPS und EDTA.

Aber auch Zink, Selen, Vitamin C, Glutathion, Alpha-Liponsäure, Chlorella-Algen, Apfelpektin und Zeolithe werden begleitend eingesetzt, da die Chelate für den Körper sehr belastend sind und sich nicht wie die Nahrungsergänzungsmittel zur täglichen Einnahme eignen.

3. Die Entgiftungsorgane Leber, Niere und Darm müssen in ihrer Aktivität unterstützt werden. Insbesondere die Leber leistet bei einer Schwermetallbelastung Höchstleistungen und beschwert sich nicht durch Schmerzen, sondern vielmehr durch Müdigkeit, wenn ihr die Arbeit mal wieder zu viel wird. Um die Leber zu stärken, empfiehlt sich die Einnahme von Mariendistel und speziell auf die Leber abgestimmten Präparaten, die meistens auch Mariendistel enthalten.

4. Eine umfangreiche Darmsanierung mit Probiotika einschließlich des Aufbaus der Darmschleimhaut (Leaky Gut) gehört zur Basistherapie. Denn so lange der Darm nicht wieder in sein gesundes Gleichgewicht mit einem ausgewogenen Bakterienmilieu geführt wird, lassen sich bestimmte Beschwerdebilder nicht erfolgreich behandeln. Durch die Darmsanierung profitiert insbesondere die Verdauung, sodass sich Reizdarm, Blähungen und Verstopfungen nach einigen Monaten deutlich bessern.

5. Dem Körper fehlende Vitalstoffe sollten nach den durch einen Therapeuten festgestellten Defiziten in Form von Nahrungsergänzungsmitteln zugeführt werden. Erfahrungsgemäß sind dies Aminosäuren, Fettsäuren (Omega 3), Spurenelemente und Q10.

6. Die Ernährung sollte sich auf die verträglichen Nahrungsmittel beschränken. Wer z. B. von einer Fructoseintoleranz betroffen ist, und trotzdem Obst isst, reizt nicht nur permanent die Darmschleimhaut, sondern fordert und belastet das Immunsystem unnötig. Gleiches gilt für Laktose- Gluten- und Histaminintoleranzen sowie durch Nahrungsmittelunverträglichkeitstests ermittelte Lebensmittel, die der Körper nicht vertragen kann.

Die verzehrten Lebensmittel sollten möglichst ohne Konservierungs- und Zusatzstoffe verarbeitet sein.

7. Der Körper muss mit Hilfe von entsäuernden Präparaten, Basenbädern, Basenwickeln und basischer Ernährung wieder in einen ausgewogenen Säure-Basen-Haushalt geführt werden.

8. Wenn eine Schadstoffbelastung in Kombination mit einem Virus auftritt, sollte eine Unterstützung des Immunsystems erfolgen. Je nach Virustyp sollte dieser Mitbewohner beseitigt werden. Wenden Sie sich diesbezüglich unbedingt an einen erfahrenen Therapeuten.

Entgiftung

Entgiftung kann sich sehr positiv auf Ihre Gesundheit auswirken. Dies gilt umso mehr, wenn bei Ihnen eine Schadstoffbelastung festgestellt wurde.

In der Naturheilkunde ist Entgiftung nichts anderes als die Entfernung von Schad- und Schlackenstoffen aus dem Körper. Um Verwechslungen zu vermeiden, sei hier auch auf die Verwendung des Begriffs ‚Entgiftung' hingewiesen, wie sie die Schulmedizin vornimmt. Wenn sie nämlich von Entgiftung spricht, ist neben der Dialyse meistens die Entgiftung im Zusammenhang mit Suchtmitteln wie Alkohol, Drogen und Medikamenten gemeint.

Der menschliche Organismus verfügt über ein umfangreiches ausgeklügeltes Entgiftungskonzept, das hauptsächlich aus Leber, Nieren, Darm und der Haut besteht. In der Naturheilkunde sind Therapien ohne die Einbeziehung einer ganzheitlichen Entgiftung kaum noch anzutreffen. Denn längst hat man hier erkannt, dass alle anderen Therapien erst richtig greifen können, wenn der Körper von Schadstoffen befreit ist.

Ein gesunder Organismus ist in der Lage, sich von belastenden Schadstoffen selbst zu befreien. Doch wer ist in der heutigen Zeit tatsächlich noch in der glücklichen Lage, dieses von sich behaupten zu können? Denn immer jünger sind die Menschen, die bereits von schweren und chronischen Erkrankungen eingeholt werden. Solange der Körper kann, versucht er zu kompensieren, wo es nur geht. Doch meist ist es dann nur eine Frage der Zeit, dass die Entgiftung ins Stocken gerät, und der Mensch als Konsequenz hieraus krank wird.

So ist bei vielen Menschen der Körper nicht mehr in der Lage, sich selbst zu regulieren und die ihm zugeführten Schadstoffe auszuleiten. Je eingeschränkter die Selbstregulation schließlich ist, desto mehr ist es erforderlich, die Ausleitung und somit die Entgiftung zu unterstützen.
Wir werden permanent mit tausenden Giftstoffen und Chemikalien konfrontiert, ohne dass uns dies überhaupt bewusst ist. Egal, ob am Arbeitsplatz, zu Hause oder sogar im Freien – ständig atmen wir belastete Luft ein, essen schadstoffhaltige Lebensmittel und trinken Wasser, das nur auf den ersten Blick zu den gesündesten Lebensmitteln gehört.

Darüber hinaus enthält unsere Ernährung so viele chemische Zusatzstoffe, Unmengen Zucker und viele ungesättigte Fette wie niemals zuvor. Ergänzt wird diese belastende Ernährungsweise häufig durch Übergewicht, Rauchen, Koffein und Alkohol, sowie Medikamente und Drogen in jungen Jahren.

Sie ahnen nun, wie umfangreich das Thema Vergiftung bzw. Entgiftung ist. Wenn Sie sich intensiver mit dem Thema ‚Entgiftung' auseinander setzen möchten, lesen Sie mein Buch ‚Entgiften von A bis Z'. Das Thema der

Umweltschadstoffe und deren Entgiftung ist so komplex, dass es den Rahmen sprengen würde, an dieser Stelle noch ausführlicher auf diese Thematik einzugehen. Wichtig ist, dass Sie bei einem begründeten Verdacht, dass Schadstoffe eine Rolle bei Ihrer Erkrankung spielen könnten, dem Thema nachgehen und sich hier an Ärzte wenden, die Erfahrungen mit Umweltschadstoffen haben. Da der Bereich der Umweltmedizin während eines regulären Medizinstudiums quasi nicht stattfindet, kann man erahnen, wie wenige auf diesem Gebiet ausgebildete Mediziner es derzeit in Deutschland gibt.

Bereiten Sie sich möglicherweise auf dieses Thema und einen entsprechenden Arztbesuch vor, indem Sie sich in meinem Buch ‚Entgiften von A bis Z' in diesen Bereich einlesen. Darin erfahren Sie, wo die Giftstoffe lauern, und wie diese Ihre Gesundheit beeinflussen können.

Sie erhalten praktische Lösungsmöglichkeiten, wie Sie sich erfolgreich von belastenden Schadstoffen befreien können. Und sollten Sie noch nicht wissen, ob in Ihrem Körper Schadstoffe die Ursache für Ihre Erkrankung sind, so erfahren Sie in diesem Buch auch, wie Sie eine mögliche Schadstoffbelastung feststellen können.

Dabei werden viele Entgiftungsmethoden vorgestellt, die man zuhause selbst durchführen kann, aber auch die wichtigsten Therapien, die bei einer schweren chronischen Vergiftung nur von Therapeuten durchgeführt werden dürfen. Denn eine umfangreiche Amalgamentfernung in Kombination mit einer ganzheitlichen Entgiftung ist ein komplizierter Vorgang, der unbedingt in professionelle Hände gehört.

Der Säure-Basenhaushalt als Basis für die Gesundheit

Geht es nach ganzheitlich orientierten Therapeuten, so sollte bei fast jeder chronischen Erkrankung ein Ausgleich des Säure-Basen-Haushaltes im Mittelpunkt einer Behandlung stehen. Denn so wie ein übersäuertes Milieu zu einer Verstärkung der MS-Symptome führen kann, so kommt es durch eine Entsäuerung häufig zu einer deutlichen Symptomlinderung.

Naturheilkundler führen dies darauf zurück, dass Übersäuerungen oftmals zu einer Verschlackung des Organismus und des Stoffwechsels führen. Demzufolge werden die Körperzellen belastet, sodass es zu Störungen zahlreicher Mechanismen und Selbstregulationen kommt. Als Folge resultieren hieraus viele verschiedene Symptome, wobei Schmerzen ein sehr häufig auftretendes Symptom sind. Auch die Zellen der körpereigenen Immunabwehr reagieren sehr sensibel auf ein übersäuertes Milieu. Man geht davon aus, dass sie bereits ab einem pH-Wert von ca. 7,2 ihre Aktivitäten einstellen.

Es gibt nur sehr wenige Körperbereiche, in denen ein saures Milieu erforderlich ist wie beispielsweise der Magen, wo die Magensäure produziert wird.
Der Körper verfügt zwar über ein sogenanntes Puffersystem, um überschüssige Säuren abzufangen und auszuscheiden, aber dieses System ist begrenzt und kann ein Zuviel an Säuren nicht ausreichend kompensieren. Während die im Blut vorhandenen Säuren vorrangig abgefangen werden, geschieht die Abpufferung in schlecht durchbluteten oder entzündeten Körperbereichen oft nur unzureichend.

Die lebenswichtige Bedeutung von einem ausgewogenen Säure-Basenverhältnis wird spätestens dann deutlich, wenn man sich vergegenwärtigt, dass im Körper fast sämtliche Stoffwechselprozesse in einem neutralen bis basischen Bereich stattfinden. So sind in einer gesunden Situation sämtliche Gewebe des Körpers leicht basisch und bewegen sich bei einem pH-Wert von etwa 7,4.

Dieses basische Milieu benötigt der Organismus, weil die zahlreichen Enzyme, die für die vielen Stoffwechselprozesse erforderlich sind, extrem von einem basischen Umfeld abhängig sind. Liegt jedoch ein saures Milieu vor, können die Enzyme ihre Funktionen nicht voll entfalten, was diverse Folgen mit sich bringt. Unter anderem kann durch die fehlenden Enzyme die Nahrung nicht vollständig verwertet werden, was zu einer unzureichenden Bereitstellung von Energie führt. Aber auch Verdauungsstörungen wie Durchfall, Bauchschmerzen und Blähungen können aufgrund der fehlenden Enzyme entstehen.

Eine Übersäuerung (Azidose) äußert sich nicht immer erst in chronischen Erkrankungen wie einer MS, sondern macht durchaus auch schon vorher auf sich aufmerksam, wie zum Beispiel durch immer wiederkehrende Infekte,

Lippenherpes, Ekzeme, Entzündungen, Gelenkbeschwerden, Müdigkeit, häufige Neuralgien, Sodbrennen, brüchige Haare und Nägel.

Immer häufiger ist zu beobachten, dass Therapien nicht zu dem erhofften Segen führen, den man sich von seinem schulmedizinisch oder naturheilkundlich ausgerichteten Arzt oder Heilpraktiker versprochen hat. Bezeichnend ist es dann, wenn all diese Beschwerden mit alternativen und konventionellen Methoden erst dann zu einer durchgreifenden und anhaltenden Verbesserung führen, wenn ein ausgeglichener Säure-Basenhaushalt geschaffen wird.

Das schulmedizinische Studium kennt diese Form der Übersäuerung leider nicht. Hier ist nur die Blutazidose bekannt, die aber nichts mit der latenten Azidose gemeinsam hat. Da die Naturheilkunde Krankheiten nach ihrem Ursachenprinzip betrachtet und nicht den Anspruch erweckt, nur die Symptome zu beseitigen, gehen immer mehr naturheilkundlich orientierte Therapeuten dazu über, die Entsäuerung als Basis in Behandlungen einzubeziehen.
Gerade bei Personen, die schon mehrere Therapien erfolglos ausprobiert haben, die in einer therapeutischen Sackgasse angekommen sind oder sogar noch weitere Symptome hinzubekommen haben, sollten unbedingt auf eine latente oder gar chronische Übersäuerung hin untersucht werden.

Die Bedeutung dieses Aspektes kann gar nicht groß genug herausgestellt werden. Der Säure-Basenhaushalt bestimmt nämlich maßgeblich die körperchemischen Grundregulationen und Stoffwechselvorgänge. Und erst wenn ein bestimmter pH-Wert vorhanden ist, können alle biologischen Abläufe reibungslos funktionieren. Betrachtet man das Nervensystem bei einem übersäuerten Körpermilieu, so kann es zu einer Überlastung der Nervenenden kommen, die letztendlich zu einer Unterbrechung der Impulsübermittlungen führt. Bei entzündlichen Schüben und Spastiken ist es denkbar, dass die angesammelten Säuren nicht genügend aus dem Körper ausgeleitet werden können.

Erfahrungen zeigen immer wieder, dass man auf der Basis eines entsäuerten Körpers erfolgreich weitere Therapien aufbauen kann, und homöopathische Anwendungen, Akupunktur, phytotherapeutische Maßnahmen und diverse andere Behandlungen nach einer Entsäuerung vom Körper wesentlich besser angenommen werden als im Zustand der Übersäuerung. Hier kommt es auf die Regelmäßigkeit und Konsequenz an, wenn man das ehrgeizige Ziel erreichen möchte, seine Gesundheit gravierend zu verbessern.

Im Prinzip ist es bei allen chronischen Erkrankungen wie einer Multiplen Sklerose, Polyneuropathie, Morbus Crohn, Allergien, Rheuma, Tinnitus, Gelenkschmerzen, Krebs, Arthrose, Migräne, wiederkehrenden Bandscheibenvorfällen, grauem Star sehr zu empfehlen, den Körper nicht nur mit basenbildenden Nahrungsmitteln zu versorgen, sondern die in Form von Schlacken angesammelten Säuren aus dem Körper auszuleiten.

Um die Säuren aus dem Körper auszuschleusen, eignen sich insbesondere Entsäuerungsbäder als Vollbad oder Fußbad. Aber auch in einer Basenlauge getränkte Körperwickel und Strümpfe, die mitunter über Nacht getragen werden, wirken sehr effizient.

Auch in der Natur macht man sich übrigens die Fähigkeit von Mineralstoffen zunutze, denn um das Säure-Basenverhältnis von übersäuerten Böden wieder herzustellen, wird basischer Kalk eingesetzt. Manch gepflegter Rasen erfährt auf diese Weise eine bessere gesundheitliche Versorgung als der eigene Körper. Das ist ähnlich wie mit dem Auto: Es bekommt oft mehr Pflege und Zuwendung als man selbst.

Doch wie kommt es überhaupt zu dieser Überfrachtung mit Säuren? Neben äußeren Faktoren wie Stress, Krankheiten und übertriebener Sport versorgen wir unseren Körper hauptsächlich über unsere Nahrung mit vielen Säuren. Darüber hinaus bildet auch der Körper selbst ständig Säuren. Bei der Zellatmung entsteht Kohlensäure, weitere Säuren sind Aminosäuren, Fettsäuren und Ketonsäuren. Und auch Blähungen und Verdauungsstörungen wie sie bei der MS nicht selten vorkommen, produzieren schädliche Säuren, die den Körper zusätzlich belasten.

Ursprünglich enthalten säurefördernde Nahrungsmittel nicht unbedingt Säuren, aber während des Verdauungsprozesses entstehen hier raus saure Substanzen. Das bedeutet, dass von Natur aus basische Produkte sauer verstoffwechselt werden können. Saure und basische Nahrungsmittel erkennt man nicht am Geschmack, also ob sie sauer schmecken oder nicht. Entscheidend ist vielmehr, ob sie im Körper säurebildend oder basenbildend sind.

Zu den sauren Lebensmitteln zählen alle tierischen Lebensmittel einschließlich Fisch, Geflügel und Wild, sowie Kaffee, Milcherzeugnisse einschließlich Käse, schwarzer Tee, Alkohol, Zucker, Kuchen, die meisten Getreidesorten und kohlensäureversetzte Getränke. Basenbildende Produkte hingegen bestehen hauptsächlich aus Obst und Gemüse, wobei Kartoffeln, Brokkoli, Zucchini, Blumenkohl, Karotten, Quinoa, Hirse und frische Kräuter die Grundlage bilden. Eine Ernährung, die im Prinzip mit einer MS-förderlichen Diät übereinstimmt.

Da der Körper für seinen Stoffwechsel auch Säuren benötigt, wäre es nicht zu empfehlen, seine Nahrung ausschließlich auf basenbildende Produkte aufzubauen. Das optimale Verhältnis für ein ausgewogenes Gleichgewicht liegt bei 80 % Basenprodukten und 20 % Säureprodukten. Mit dieser gesunden Ernährung schenkt man seinem Körper die sinnvollste Grundlage, um gesundheitlich vorzubeugen.

Um für einen ausgeglichenen Säure-Basenhaushalt zu sorgen, kann man die naturbelassene Ernährung durch bestimmte mineralstoffhaltige Nahrungsergänzungsmittel hervorragend unterstützen.

Dass der Ausgleich des Säure-Basenhaushaltes eine wichtige Säule und Grundregulation für unsere Gesundheit darstellt, haben vor vielen Jahrzehnten bereits verschiedene führende Ernährungswissenschaftler festgestellt wie z. B. Dr. Maximilian Bircher-Brenner, F.X. Mayr und Friedrich Sander. Sie weisen in ihren Ernährungskonzepten immer ganz entschieden auf die Wichtigkeit des Säure-Basenhaushaltes als Fundament unserer Gesundheit hin.

Im Übrigen erreichte schon vor vielen Jahren auch die bekannte Schweizer Ärztin Dr. C. Kousmine (1904 – 1992) beeindruckende Erfolge, indem sie MS-Patienten mit hochdosierten Basentherapien in Kombination mit bestimmten Fettsäuren behandelte. Sie war eine Verfechterin einer basenhaltigen Ernährung und führte viele Zivilisationserkrankungen auf einen zu hohen Säureanteil im Körper zurück.

Wenn für Sie das Thema Übersäuerung noch Neuland ist, suchen Sie gezielt einen Therapeuten auf, der sich hiermit auskennt. Immer mehr Heilpraktiker beziehen die Entsäuerung in ihre ganzheitlichen Therapiekonzepte ein.

Candida bei Multiple Sklerose

Verschiedenste Erkrankungen können mit einer Pilzbelastung zusammenhängen, die auf den Hefepilz Candida zurückzuführen sind: Multiple Sklerose, Allergien, Asthma, Schuppenflechte, chronische Nebenhöhlenentzündung bis zu Magen-Darmerkrankungen wie Colitis ulcerosa und Morbus Crohn sind oft mit einer Pilzbelastung vergesellschaftet. Zwar sind Pilze nicht an allen Krankheiten schuld, aber sie spielen häufig in die verschiedensten Krankheitsbilder hinein. Und trotzdem wird die Bedeutung einer Pilzinfektion immer noch viel zu sehr unterschätzt.

Auch die Multiple Sklerose wird sehr häufig von dem Hefepilz Candida begleitet, einige Therapeuten sind sogar der Meinung, dass dies bei jedem MS-Patienten der Fall ist. Allein schon die Tatsache, dass viele MS-Patienten Medikamente wie Cortison, immununterdrückende Präparate oder Antibiotika einnehmen, lässt darauf schließen, dass der Candida tatsächlich bei diesen Personen vorhanden ist. Denn all diese Medikamente sorgen dafür, dass dem Candida ideale Lebensbedingungen geschaffen werden, und er sich ohne Gegenwehr ausbreiten kann. Und wenn keine Gegenmaßnahmen ergriffen werden und darüber hinaus die Ernährung aus vielen zuckerhaltigen Lebensmitteln besteht, ist dem Candida tatsächlich Tür und Tor geöffnet.

Aber was ist eigentlich der Candida, der hauptsächlich in der Gattung Candida Albicans oder Candida Crusei auftritt?

Um eines direkt vorwegzunehmen: Es geht hier nicht um die von vielen schulmedizinisch ausgerichteten Therapeuten vertretene Meinung, dass eine Candidainfektion nur eine neue Modeerscheinung sei und ansonsten ein völlig normaler Mitbewohner in jedem Menschen darstellt. Zum Leidwesen der Betroffenen wird eine Candidainfektion in der Schulmedizin jedoch bagatellisiert, als Modeerscheinung deklariert und leider auch sehr häufig belächelt. Es gibt sogar Fälle, wo Patienten ganz offensichtlich eine heftige Candidabelastung haben, aber der Arzt dieses damit kommentiert, dass er von diesem Quatsch nichts mehr hören wolle.

Der Candida ist ein Hefepilz, der sich in verschiedenen Bereichen des menschlichen Organismus einnisten kann und sich vorwiegend im Darm aufhält. Während er für gesunde Menschen mit einer intakten Immunabwehr als harmlos gilt, kann er bei einem geschwächten Immunsystem, wie es ja bei der MS vorliegt, zu gravierenden gesundheitlichen Beeinträchtigungen mit unterschiedlichsten Symptomen führen wie u. a. Müdigkeit, Gelenkprobleme, Mattigkeit, rheumatische Formenkreise, Blähungen, Verstopfung und Durchfälle.

Insbesondere, wenn der Candida in die Blutbahn gerät und von dort aus weitere innere Organe befällt, ergibt sich ein sehr vielfältiges Erkrankungsbild. Der Ursprung des Candidas ist in der Regel im Darm zu suchen, sodass die Beseitigung dieser Darmmykose auch dann erfolgen muss, wenn die Pilzbelastung beispielsweise als Scheidenpilz oder Nagelpilz auftritt.

Dabei könnte so vielen Menschen zu mehr Gesundheit verholfen werden, wenn ihr Candidabefall ernst genommen und erfolgreich beseitigt würde. Dies trifft unbedingt auch auf Patienten mit einer MS zu. Denn in den meisten Fällen weisen diese nicht nur subjektiv empfundene Verdauungsprobleme wie häufige Durchfälle und Verstopfung (über die Hälfte der MS-Patienten klagen über regelmäßige Verstopfung!) und Blähungen auf, sondern auch eine ganz offensichtliche Candidainfektion, die meistens auch durch ganze bestimmte Laboruntersuchungen bestätigt werden kann.

Wird der Candida nicht beseitigt, sondern kann sich ungehindert im Körper ausbreiten, entwickeln sich in der Folge häufig zahlreiche Symptome. Neben den lästigen Verdauungsproblemen ist eines der größten Probleme die chronische und bleierne Müdigkeit. Und ist genau dies nicht auch eines der größten Probleme bei den meisten MS-Patienten?

Besonders nach sehr zuckerhaltigen Mahlzeiten, sowie Alkohol und Weizenprodukten tritt eine extreme Müdigkeit ein. Bei einigen Betroffenen greift der

Candida sogar sämtliche Kohlenhydrate ab, sodass ein rigoroser Verzicht auf Kohlenhydrate erforderlich ist, um eine Symptombesserung zu erreichen. Da sich der Candida hauptsächlich von diesen Nahrungsmitteln ernährt, giert er geradezu nach derartigen Mahlzeiten, die für ihn lebenswichtigen Nährstoffe bieten und ihm ermöglichen, sich explosionsartig zu vermehren.

Hat man eine Hefepilzinfektion, so kann man sie oft genau anhand dieser Körperreaktion erkennen. Diese extreme Müdigkeit nach einer pilzfreundlichen Mahlzeit ist so intensiv und ausgeprägt, dass sie nichts mehr mit einem kleinen Mittagstief gemeinsam hat. Man ist wie erschlagen, kann kaum noch geradeaus denken, und der Kopf fühlt sich an wie in Watte gepackt. Dabei werden die Augen schwer, man kann sich nicht mehr konzentrieren, und die Erledigung von einfachsten Dingen wird zur großen Herausforderung. Die durch den Candida entstehenden Mykotoxine führen schließlich dazu, dass starke Stimmungsschwankungen in Verbindungen mit Depressionen auftreten können.

Das Beschwerdebild bei einer Candidainfektion kann sehr unterschiedlich ausfallen und hängt von der individuellen Konstitution ab. Meistens äußert sich der Pilzbefall durch Bauchbeschwerden wie krampfartige Schmerzen, Völlegefühl, Blähungen und Wechsel von Durchfall und Verstopfung. Aber auch eine chronische Infektanfälligkeit, psychische Veränderungen wie Aggressivität bis zu Herzrhythmusstörungen, extreme Müdigkeit und Heißhunger auf Zucker und stärkehaltige Nahrungsmittel können ihre Ursache in Pilzen haben.

Bei vielen Betroffenen reagiert die Haut mit verschiedenen Arten von Hautausschlägen auf die Pilzbelastung. Dies kann sich in Form von Juckreiz, Bläschen, Rötungen bis hin zu Ekzemen und Neurodermitis äußern. In den meisten Fällen treibt der Candida sein Unwesen jedoch im Darm, sodass verschiedene Verdauungsprobleme wie Blähungen, Durchfälle und Verstopfungen auftreten. Ein weiteres Problem infolge des Candidas sind die vielen Nahrungsmittelunverträglichkeiten. Ja, sie stehen sehr häufig in direktem Zusammenhang mit dem Candida. Aber je länger der Candida unbehandelt bleibt, desto mehr Unverträglichkeiten und sonstige gesundheitliche Beschwerden gesellen sich im Laufe der Zeit hinzu.
Der Candida steht in sehr engem Zusammenhang mit dem durchlässigen Darm (Leaky Gut). Experten gehen davon aus, dass er die durchlässige Darmschleimhaut mit verursacht und eine bereits vorhandene durchlässige Darmschleimhaut vorantreibt. Demzufolge gehört bei einer Darmschleimhautsanierung eine Candidatherapie unbedingt zum Gesamtkomplex der Behandlung.

Hinzu kommt, dass der Candida die körpereigene Immunabwehr angreift, infolgedessen es zu Fehlsteuerungen kommen kann. Einige Therapeuten gehen sogar davon aus, dass bestimmte Candidaarten selbst das zentrale Nervensystem befallen können.

Oder wenn die Scheidenmykose oder der Nagelpilz nur örtlich und nicht ursächlich, nämlich im Darm, behandelt werden, kehren diese immer wieder fleißig zurück. Dass der Darm schließlich als die Hauptquelle des Candidas für diese lästigen wiederkehrenden Pilze in den verschiedensten Körperregionen ursächlich verantwortlich ist, wird leider in den meisten Fällen nicht berücksichtigt. Wird der Darm erfolgreich vom Candida befreit, so bilden sich auch die als therapieresistent wirkenden Pilze in anderen Regionen des Körpers dauerhaft zurück.

Eine Pilzbelastung des Darms geht in der Regel mit einer Dysbiose des Darms einher. Hierbei handelt es sich um eine Fehlbesiedelung des Darms, wo die ungesunden Darmbakterien Überhand genommen haben und zu wenige gesunde und damit nützliche Darmbakterien vorhanden sind. Eine Bakterienfehlbesiedelung des Darms kann sich auf den gesamten Stoffwechsel auswirken. Denn durch das gestörte Darmmilieu werden viele mit der Nahrung aufgenommene Nährstoffe nicht mehr ausreichend resorbiert und stattdessen ungenutzt wieder aus dem Körper ausgeschieden. Ein Mangel mit einer unzureichenden Versorgung mit Vitaminen, Mineralien und Spurenelementen ist die Folge mit verheerenden Auswirkungen auf die gesamte Gesundheit.

Es gibt viele Ursachen für das Entstehen des Candidas wie u. a. die Einnahme von Antibiotika oder Cortison sowie der übermäßige Verzehr von mit Konservierungsmitteln versetzten Lebensmitteln. Aber dass die Ursache häufig in dem Vorhandensein von Schwermetallen liegt, wird noch viel zu selten in Betracht gezogen. Informierte Therapeuten berücksichtigen gerade bei vermeintlich therapieresistenten Fällen die neuesten Erkenntnisse, nach denen die Ursache einer Candidainfektion häufig in einer unerkannten Schwermetallbelastung zu sehen ist.

Deshalb empfehlen sie, bei einem Candidaverdacht gleichzeitig auch nach einer Schwermetallbelastung zu suchen. Dieser anscheinend immer noch recht unbekannte Ansatz in der Candidatherapie eröffnet somit wichtige Perspektiven, um die Pilzbelastung erfolgreich und dauerhaft zu behandeln. Da bei candidabelasteten Patienten sehr häufig überaus große Schwermetallmengen gefunden werden, gibt dies berechtigten Anlass zum Optimismus, bisher therapieresistente Candidainfektionen endlich erfolgreich behandeln zu können.

Pilze sind auf die Existenz von organischem Kohlenstoff angewiesen, da sie nicht in der Lage sind, selbst Kohlenhydrate aufzubauen. Aus diesem Grund ernähren sie sich am liebsten von Einfachzuckern wie Fruchtzucker und Traubenzucker. Werden sie damit ausreichend gefüttert, können sie sich in einer Stunde mehrmals verdoppeln.

Besonders einfach verwertbare Kohlenhydrate stecken für sie in folgenden Nahrungsmitteln:

Fruchtzucker, Traubenzucker, Honig, Süßigkeiten (!!) einschließlich Schokolade, Obst, Obstsäfte, Alkohol, Marmelade, Reis, Rohr- und Rübenzucker, gesüßte Getränke wie Limonade und Cola.

Achten Sie unbedingt auch auf die versteckten Zucker. Gerade bei Fertigprodukten sind meistens sehr viel größere Zuckermengen enthalten als Sie vermuten. Lesen Sie die Packungsbeilagen gründlich und achten Sie auf die verschiedensten Begriffe, mit denen das Wort Zucker heutzutage gerne umschrieben wird wie Glukose, Saccharose, Fruchtzucker, Dextrose, Maltodextrin.

Außerdem sollten gemieden werden: Kaffee, hefehaltige Nahrungsmittel wie Gebäck, Brot, Bier und vegetarische Brotaufstriche. Einige Therapeuten empfehlen außerdem, auf Kuhmilchprodukte zu verzichten.

Erlaubt sind, falls keine Allergien oder Unverträglichkeiten bestehen:

Huhn, Fisch, Rindfleisch, Lamm, Gemüse, Gartenkräuter, Vollkornbrot in gemäßigtem Umfang, Spinat, Eier, Salat, Zitronen, Grapefruit (eine pro Tag)

Von folgenden erlaubten Nahrungsmitteln sind einige förderlich für den Darm:

Sauerkraut, Kohl, Spinat, Petersilie, Zitronensaft, Knoblauch, Brokkoli, Ingwer, Papaya, Rosenkohl, Ananas, scharfer Chili

Beim Verzehr all dieser Lebensmittel muss natürlich berücksichtigt werden, ob Allergien oder Intoleranzen vorliegen. Eine Candida-Diät ist nicht für eine langfristige Anwendung vorgesehen, zumal sie in einigen Punkten nicht förderlich für die MS ist.

Lassen Sie uns abschließend zum Candida-Thema noch einen Blick auf therapieresistente Fälle richten. Denn vielleicht ist für Sie das Thema Candida ja gar nicht so neu, und Sie haben schon mehrfach vergeblich versucht, sich von diesem lästigen Mitbewohner zu befreien. Und die folgenden

Informationen ergeben eine wichtige Verbindung zwischen dem Candida und einer Schwermetallbelastung.

Informierte Therapeuten berücksichtigen gerade bei diesen vermeintlich therapieresistenten Fällen die neuesten Erkenntnisse, nach denen die Ursache einer Candidainfektion in einer unerkannten Schwermetallbelastung zu sehen ist. Deshalb empfehlen sie, bei einem Candidaverdacht gleichzeitig auch nach einer Schwermetallbelastung zu suchen. Dieser anscheinend immer noch recht unbekannte Ansatz in der Candidatherapie eröffnet somit wichtige Perspektiven, um die Pilzbelastung erfolgreich und dauerhaft zu behandeln. Da bei candidbelasteten Patienten überaus große Schwermetallmengen gefunden wurden, gibt dies berechtigten Anlass zum Optimismus, bisher therapieresistente Candidainfektionen endlich erfolgreich behandeln zu können.

Dass die Ursache von Candidainfektionen in einer chronischen Schwermetallvergiftung liegt, hat der ärztliche Leiter der Schweizer Paracelsus-Klinik in Lustmühle bei St. Gallen, Dr. Thomas Rau, in mehrjährigen Forschungen entdeckt. Bei zahlreichen Untersuchungen von Candidabetroffenen wurden Schwermetallbelastungen festgestellt, insbesondere lag immer ein hoher Quecksilberwert zugrunde. Weitere Belastungen durch Schwermetalle entstehen unter anderem durch Palladium, Gold, Nickel, Zinn, Blei und Kupfer.

Schwermetalle und Candida haben eine enge Beziehung. Dort, wo Schwermetalle angesiedelt sind, sind die Candida nicht mehr weit und meistens ist es auch umgekehrt. Durch Schwermetalle entsteht ein energiearmes Milieu, indem sie zelluläre Atmungsvorgänge blockieren. Und dieses Milieu ist die Ursache für immer wieder gescheiterte Candidatherapien. Solange Schwermetalle im Körper vorhanden sind, können Candida nicht auf Dauer erfolgreich beseitigt werden.

Dr. Rau geht aufgrund seiner Studien soweit, dass er Krankheitssymptome, die vielfach dem Candidapilz zugeschrieben werden, auf eine Schwermetallvergiftung zurückführt.

Leaky Gut (LGS) – der durchlässige Darm

Das Leaky Gut Syndrom, das auch als der ‚durchlässige Darm' bezeichnet wird, ist in Deutschland noch relativ unbekannt und wird, wenn überhaupt, nur von naturheilkundlich orientierten Therapeuten diagnostiziert.

Internationale Berichte weisen allerdings darauf hin, dass das LGS sehr weit verbreitet ist, und insbesondere in den westlichen Industriestaaten mehrere Millionen Menschen vom LGS betroffen sind. Aber die meisten Betroffenen wissen nichts von ihrer defekten Darmschleimhaut, die sich hinter diesem Leaky Gut verbirgt. Leider ist auch das Wissen bei vielen Therapeuten noch ausbaufähig, sodass dieses Thema bei Diagnosestellungen und Therapien nur in den seltensten Fällen Berücksichtigung findet.

In den USA und England widmet man dem LGS wesentlich mehr Beachtung, das lässt hoffen, dass es irgendwann auch in deutschen Therapien mehr berücksichtigt wird. Denn insbesondere bei Personen mit chronischen Erkrankungen kann die Einbeziehung des LGS in das ganzheitliche Behandlungskonzept zu deutlichen Symptomverbesserungen führen. In der Literatur wird sogar von MS-Patienten berichtet, die allein durch die konsequente Behandlung der durchlässigen Darmschleimhaut ihre Symptome dauerhaft zum Verschwinden brachten.

Ganz ähnlich ist es auch bei Erkrankungen wie Allergien, Zöliakie, chronischer Müdigkeit, Akne, Ekzeme, Psoriasis, Rheuma, Arthritis und Nahrungsmittelintoleranzen. Sie alle haben auf den ersten Blick nichts gemeinsam. Doch gehen viele Naturheilkundler mittlerweile davon aus, dass all diese Betroffenen ein Darmproblem haben, indem ihre Darmschleimhaut durchlässig geworden ist. Wird diese ‚löchrige Darmschleimhaut' therapiert, bessern sich häufig auch die Beschwerden der augenscheinlichen Haupterkrankungen. Mittlerweile wird das LGS von Fachleuten als eine Basis vieler Erkrankungen gesehen.
Doch was genau ist die Darmschleimhaut bzw. was sind ihre Aufgaben?

Die Darmschleimhaut und –flora sind so konzipiert, dass Nährstoffe verdaut werden, damit sie der Blutkreislauf anschließend aufnehmen kann. Von dort aus wird der gesamte Organismus mit Nährstoffen versorgt. Ist die Darmschleimhaut nicht durchlässig, werden eindringende Fremdkörper als solche erkannt und aus dem Körper ausgeleitet.

Bei der Selektion der Eindringlinge fungiert die Darmschleimhaut wie ein Maschennetz, das unerwünschte Stoffe nicht durchdringen lässt. Ist die Darmschleimhaut jedoch erkrankt, wird dieser ‚Maschendrahtzaun' stetig durchlässiger und ermöglicht immer größeren Fremdstoffen wie Antigenen, Toxinen und Makromolekülen den Zugang in den Blutkreislauf. Damit ist der durchlässige Darm grundsätzlich ein Absorptionsproblem, denn zu viele

Substanzen gelangen in den Organismus, die dort nicht hineingehören. Dieser Vorgang wird als Leaky Gut Syndrom bzw. durchlässiger oder leckender Darm bezeichnet.

Über diesen Weg gelangen auch Allergene ungehindert in den Blutkreislauf und können so generalisierte Allergien oder Nahrungsmittelallergien und –unverträglichkeiten auslösen. Eine intakte Darmschleimhaut hingegen nimmt keine Allergene auf, indem das Immunsystem der Darmschleimhaut diese sofort zerstören würde.

Der Darm ist durch mehrere Schichten geschützt. Als erstes kommt es zu einer Schädigung der innersten Barriere, der Darmflora. Diese besteht aus vielen Mikroorganismen, die in einem Gleichgewicht miteinander leben. Die hier lebenden Milchsäurebakterien wie Bifidobakterien und Laktobazillen sorgen für ein gesundes Darmklima, können krankmachende Keime in ihre Schranken weisen und helfen bei der Verdauung und Assimilation der Nährstoffe. Die gesunde Darmwand mit der Darmflora und Darmschleimhaut übt eine Schutzfunktion als so genannte Intestinalschranke aus, um Fremdkörper nicht in den Blutkreislauf einfließen zu lassen. Ist die Darmwand jedoch porös, kann sie dieser Aufgabe nicht mehr nachkommen. Sie kann die Barriere nicht mehr aufrecht erhalten, sodass nicht erwünschte Substanzen ungehindert in den Organismus gelangen. Die Intestinalschranke kann man sich so vorstellen wie eine schützende Wachsschicht auf einem Parkettboden oder einem Autolack. Ist diese Wachsschicht porös, können Fremdkörper in das Holz bzw. den Lack eindringen.

Da eine gesunde Darmflora in der heutigen Zeit durch immer mehr äußere Einflüsse wie Zucker, Alkohol, Stress, Medikamente (z. B. Aspirin, Cortison), Infektionen, allergene Lebensmittel etc. strapaziert wird, ist eine gestörte Darmflora (Dysbiose), bei der die krankmachenden Bakterien im Darm die Überhand gewinnen, mittlerweile keine Ausnahme mehr, sondern vielmehr die Regel. Der Weg zu einer durchlässigen Darmschleimhaut ist dann bei vielen Personen nicht mehr weit.

Ist erst die vorderste Barriere der Intestinalschranke durchbrochen und der Zugang zur Darmschleimhaut möglich, dauert es oft nicht lange, bis sich auch in der unter der Darmflora befindlichen Darmschleimhaut die ersten porösen Stellen entwickeln. Kann daraufhin die Intestinalschranke ihre Schutzfunktion nicht mehr aufrechterhalten, und wird der Darm somit durchlässig, kann das Übertreten von nicht erwünschten Substanzen ins Blut nicht mehr verhindert werden.

Nicht selten beginnt die Entwicklung des LGS mit der Einnahme von Antibiotika, denn diese können nicht zwischen guten und krankmachenden Darmbakterien unterscheiden. Sie zerstören somit auch die schützenden

Keime wie Laktobazillen und Bifidobakterien und führen zu einer Schädigung der Darmflora.

Nach einer einmaligen Antibiotikagabe ist eine halbwegs intakte Darmflora oft noch in der Lage, sich zu regenerieren. Bei wiederholten Antibiotikaeinnahmen jedoch kann sich die Darmflora nicht mehr aus eigener Kraft heraus aufbauen. Denken Sie mal darüber nach: Haben Sie in der Vergangenheit Antibiotika eingenommen, und bauen Sie seitdem gesundheitlich ab?

Vergleichbare Auswirkungen auf die Darmflora haben auch die Einnahme von Cortison und Chemotherapien. Gerade bei chemotherapierten Tumorpatienten kommt zu allem Unglück eine hochgradige Pilzbelastung hinzu, die leider viel zu selten entsprechend therapiert wird.

Ein undichter Darm entwickelt sich auch dann, wenn die Darmschleimhaut gereizt und entzündet ist. Der Darm wird zunehmend durchlässiger, je länger dieser Zustand anhält. Dies geschieht häufig durch Nahrungsmittel, die nicht vertragen werden, weil eine Allergie oder Intoleranz auf bestimmte Lebensmittel besteht. Hat man z. B. eine Fruktoseintoleranz und isst aus Unwissenheit regelmäßig Obst, weil man sich ja eigentlich gesund ernähren möchte, entstehen durch die Gärungsprozesse im Darm Fuselalkohole und Gase, die zur Schädigung der Darmflora und Darmschleimhaut führen.

Ist die Schleimhaut undicht geworden, wandern Bestandteile von unverdauter Nahrung, sowie Bakterien, Pilze, toxische Substanzen, saure Giftstoffe und Metalle durch die porösen Schleimhautstellen in den Blutkreislauf. Diese Fremdstoffe überfluten die Leber mit zusätzlichen Giftstoffen, womit diese in der Regel überfordert ist. Stattdessen gelangen diese Stoffe erneut in die Blutbahn und werden über diesen Weg ins Bindegewebe, die Muskulatur und Fettzellen verschoben. Je nachdem, wo sich die Fremdstoffe ablagern, können sich unterschiedliche Krankheitsbilder entwickeln, die meistens allerdings nicht ursächlich mit einem durchlässigen Darm in Zusammenhang gebracht werden.

Das Immunsystem mobilisiert aufgrund des Eindringens der Fremdstoffe Antikörper in einer Menge, die weit über der liegt, die für die Bindung der Fremdstoffe erforderlich wäre. Als Folge entstehen allergische Reaktionen, Entzündungen bis hin zu Schmerzen im ganzen Körper. Von all diesen Reaktionen wird das Immunsystem überwältigt, sodass das LGS mit Autoimmunerkrankungen, wie sie die MS ja ist, eng verbunden sein kann.

Auch wenn es sich nicht nur um Einzelfälle handelt, bei denen durch die Behandlung der durchlässigen Darmschleimhaut die MS-Symptomatik deutlich verbessert wurde, haben bisweilen nur sehr wenige Forschungen stattgefunden, die einen genauen Zusammenhang zwischen dem LGS und der MS erklären würden.

Man vermutet, dass die Grundlage darin zu sehen ist, dass durch die undichte Darmschleimhaut unverdaute Nahrungssubstanzen in den Körper gelangen und hier eine Aktivierung des Immunsystems auslösen. Man kennt diesen Zusammenhang bereits von anderen Erkrankungen her, wobei diese bisher hauptsächlich bei Hauterkrankungen wie Schuppenflechte (Psoriasis) erforscht wurden. Demnach konnte in Studien gezeigt werden, dass Psoriasis stark mit dem Leaky Gut verbunden ist.

Gerät die unverdaute oder unverträgliche Nahrungsmittelsubstanz wie z. B. Gluten in Form von Molekülen in den Blutkreislauf, bringen sie das ohnehin sich in Aufruhr befindliche Immunsystem stark in Bedrängnis. Man geht sogar davon aus, dass einige dieser Nahrungsmittelbestandteile wie Opiate auf die Gehirnzellen wirken. Für MS-Patienten wäre dies quasi das Letzte, was sie in ihrer gesundheitlichen Situation noch benötigen würden. Bei MS kann insbesondere der Verzehr von Milchprodukten und Gluten zu diesen unerwünschten und unliebsamen Reaktionen führen. Auch Eier, Hefe und Hülsenfrüchte gehören zu den Lebensmitteln, die besonders häufig zu Immunreaktionen führen.

Um die durchlässige Darmschleimhaut zu regenerieren, ist es nicht nur wichtig, die unverträglichen Nahrungsmittel zu vermeiden, sondern auch eine umfangreiche Darmsanierung und Candidabeseitigung durchzuführen.

Darmsanierung – eine wichtige Grundlage der MS-Therapie

‚Der Tod sitzt im Darm' – ein altes Sprichwort, das auf Paracelsus zurückgeführt wird, ist heute aktueller als jemals zuvor, und für Personen mit Multiple Sklerose gilt dies ganz besonders. Bei vielen MS-Patienten ist der Darm sehr stark in Mitleidenschaft gezogen. So ist bekannt, dass fast alle Betroffenen unter ständigen Verdauungsproblemen wie häufigen Durchfällen, Verstopfung und Darmkoliken leiden. Teilweise lassen sich diese zwar mit der Einnahme bestimmter Medikamente und der MS-Erkrankung als solche in Verbindung bringen, aber darüber hinaus gibt es noch einen anderen Aspekt, der leider zu selten in der Gesamtbetrachtung der MS berücksichtigt wird, Die Darmflora. Sie ist bei MS-Patienten auffallend oft aus dem Gleichgewicht geraten.

Doch lassen Sie uns zunächst einen Blick auf die Bedeutung des Darms als Ganzes betrachten. Der Darm lässt sich mit den Wurzeln einer Pflanze vergleichen. Steht ein Baum auf schlechtem Boden, und kann er über seine Wurzeln nicht die erforderlichen Nährstoffe aufnehmen, kümmert er vor sich hin, und seine Blätter fallen ab. Genauso gut muss sich auch die ‚Pflanze Mensch' mit Nährstoffen versorgen und über gesunde Wurzeln die nötigen Energien aufnehmen.

Was die Wurzeln für den Baum bedeuten – das ist der Darm für den Menschen. Wird der menschliche Organismus über den Darm nicht ausreichend mit Nährstoffen versorgt, kann das sehr gravierende Auswirkungen auf die Gesundheit haben.

Ist der Darm geschädigt und kann seine Aufgaben nicht vollständig ausführen, leidet der gesamte menschliche Organismus unter diesem Zustand. So ist der Verdauungsapparat ein wichtiger Indikator für die Gesundheit eines Menschen.

Ist der Darm intakt, fühlt sich der Mensch meistens wohl. Wenn der Darm hingegen erkrankt, erschlafft, entzündet, mit Geschwüren überwuchert, von einer Dysbiose, Candidainfektion oder durchlässigen Darmschleimhaut betroffen ist, äußert sich das durch Unwohlsein, Kränkeln und sich einfach nicht gesund fühlen.

Und wenn sich die Symptome in ganz anderen Körperregionen bemerkbar machen, die nicht mittelbar mit dem Darm in Verbindung zu stehen scheinen wie beispielsweise bei Juckreiz, Haarausfall und Müdigkeit, wird nur selten die Ursache im Darm gesucht. Schädliche Einflüsse wirken sich besonders auf die Darmschleimhaut aus, auf den Zustand anderer Schleimhäute des Organismus, sowie auf die Haut. Sie kennen vielleicht die Aussage: ‚Die Haut ist der

Spiegel des Darms'. So haben Hauterkrankungen wie Akne, Neurodermitis und Schuppenflechte sehr häufig ihre Ursache in einer gestörten Darmflora. Ganzheitlich arbeitende Mediziner und Kliniken therapieren diese Erkrankungen daher an der Wurzel, indem sie als Basistherapie eine Darmsanierung ins Behandlungskonzept einbeziehen. Und naturheilkundlich ausgerichtete Therapeuten erkennen ebenfalls zunehmend die Wichtigkeit eines gesunden Darms, wenn es um die Behandlung der MS geht. So gehört in diesen Praxen auch bei der MS eine umfängliche Darmsanierung zu einer erfolgreichen Therapie. Insbesondere unter dem Aspekt, dass das Immunsystem bei der MS eine entscheidende Rolle spielt, und der Darm das größte Immunsystems des Körpers ist, zeigt die enorme Wichtigkeit eines gesunden Darms.

Das Immunsystem des Darms

Über 80 Prozent der Abwehrzellen sind im Darm tätig, was im Umkehrschluss bedeutet, dass bei einer defekten Darmflora eine starke Beeinträchtigung des Immunsystems vorliegt. Und da bei vielen MS-Patienten eine Einschränkung des Immunsystems vorhanden ist, gehört ein Blick auf den Immunstatus des Darms unbedingt zu der ganzheitlichen Betrachtung. Denn ein intaktes Immunsystem ist nur dann möglich, wenn der Darm mit einer gesunden Darmflora ausgestattet ist und nicht durch schädliche Ablagerungen überfrachtet wird.

Die Abwehrzellen des Darms sind meistens die ersten ihrer Art, die mit Fremdstoffen aus der Umwelt in Kontakt kommen. Der Dünndarm verfügt über drei Abwehrbarrieren: Die Dünndarmschleimhaut, der Schleim auf der Schleimhaut und die Bakterienflora auf der Schleimhaut.

Die darmassoziierten Abwehrzellen werden erst langsam nach der Geburt aufgebaut. Bis zum Ende des ersten Lebensjahres verfügen Babys noch nicht über Enzyme, die für die Verdauung von tierischen Eiweißen und Fetten erforderlich sind. Wenn im ersten Lebensjahr trotzdem schon Nahrungsmittel mit diesen Bestandteilen zugeführt werden, kann es schnell zu Fäulnis- und Gärungsprozessen im Darm kommen. Ein Aufbau der gesunden Darmflora wird dadurch erschwert.

Untersuchungen haben übrigens gezeigt, dass das Immunsystem von Kindern wesentlich besser ausgeprägt ist, wenn sie als Baby gestillt wurden. Kinder, die mit Ersatzmilch aufwachsen, verfügen über ein deutlich weniger intaktes Immunsystem. Dieses wird darauf zurückgeführt, dass sich die Darmflora der Säuglinge durch die Zusammensetzung der Muttermilch besser aufbauen kann. Als Folge erkranken Kinder, die gestillt wurden, deutlich seltener an Allergien als ihre nicht gestillten Altersgenossen.

Die Darmflora

Die Gesamtheit der im Darm lebenden Kleinstlebewesen (Mikroorganismen) wird als Darmflora bezeichnet. Der Mensch kommt mit einer nicht voll entwickelten Darmflora zur Welt, was Mediziner als ‚abnormale Darmflora' oder ‚Mikrobiota' bezeichnen. Die Darmflora muss sich in den ersten Lebensmonaten entwickeln, dazu bedarf es einer Ansiedelung von Probiotika. Die ersten Bakterien erhält der Mensch während des Geburtsvorgangs, weitere kommen während der Stillzeit über die Muttermilch und später durch feste Nahrung hinzu.

Obwohl die mikrobiologische Darmflora schon seit Ende des 19. Jahrhundert bekannt ist, wurde ihre eigentliche Bedeutung erst vor wenigen Jahrzehnten entdeckt. Anfangs wurde das Vorhandensein von Darmbakterien zunächst als ein krankhafter Zustand angesehen. Aber das Bild änderte sich bald, als man feststellte, dass der Mensch für seine Gesundheit eine intakte Darmflora benötigt.

Eine gesunde Darmflora ist für den gesamten Organismus lebensnotwendig, um gegenüber der Umwelt gewappnet zu sein. In einem gesunden Darm leben ca. 100 Billionen Bakterien, die mehr als 400 verschiedenen Arten angehören und in gesundheitsschädigende, fäulnisbildende Bakterien (Kolibakterien, Fäulnisflora) und darmfreundliche Bakterien (Probiotika, Säuerungsflora) eingeteilt werden. Die nützlichen Bakterien erhalten den Darm gesund und sorgen für die Immunabwehr.

Schon Prof. Otto Warburg hat vor 70 Jahren darauf hingewiesen, dass durch einen gestörten Darmstoffwechsel die Entstehung und Ausbreitung von Krebszellen begünstigt werden. Prof. Otto Warburg war zu seiner Zeit ein hoch angesehener Wissenschaftler, der 1931 als Nobelpreisträger bekannt wurde.

Der Darm wird also durch die Ansiedelung von nützlichen Bakterien gesund gehalten. Diese sorgen für die Immunabwehr und bilden eine natürliche Schranke gegen die Ansiedelung und Vermehrung von unerwünschten Mikroorganismen wie z. B. Hefepilzen (Candida). Da jeder Bakterienstamm eigene Aufgaben im Darm übernimmt, ist es wichtig, dass möglichst viele verschiedene gesunde Keime vorhanden sind. Sie alle leben in einer gut aufeinander abgestimmten Symbiose und bilden die Voraussetzung für eine umfassende Gesundheit. So sind Bifidobakterien u. a. dafür zuständig, Folsäure, B-Vitamine, Biotin und rechtsdrehende Milchsäure zu produzieren. Sind nicht genügend Bifidobakterien vorhanden, entwickelt sich ein Mangel an diesen wichtigen Nährstoffen.

Ist die Bakterienflora des Darms in einem gesunden Zustand, spricht man von einer Eubiose. Die meisten Menschen leiden heutzutage allerdings unter einer

Dysbiose, einer Störung der natürlichen Lebensgemeinschaft von Mensch und Mikroorganismen. Dies ist auch bei den meisten MS-Patientinnen der Fall.

Durch den heutigen Lebensstil, der geprägt ist durch viel Stress, denaturierte und zuckerreiche Ernährung, Umweltbelastungen, Abführmittel, Nikotin und Alkohol und unkontrollierte Antibiotika- und Cortisoneinnahmen nehmen die schädlichen Darmbakterien immer weiter zu. Ein Darm mit einer gesunden und ausgeglichenen Darmflora gehört bei Erwachsenen schon fast zur Ausnahme, und auch bei Kindern ist diese Entwicklung immer häufiger zu beobachten. Die Folge ist das zunehmende Erlahmen des Immunsystems und ein vermehrtes Auftreten von Mykosen. Häufig entsteht die Dysbiose auch durch falsche Eßgewohnheiten wie zu üppige Mahlzeiten, zu fetthaltig oder in falscher Zusammensetzung, weil zu schwer verdaubar.

Durch das Übergewicht der krankheitsfördernden Darmbakterien gelangt nicht mehr ausreichend Sauerstoff ins Gewebe. Schlackenstoffe und Abfallgifte werden nicht mehr abgebaut und stattdessen im Bindegewebe eingelagert. Dadurch kommt es zwangsläufig zur Selbstvergiftung des Körpers.

Die Folgen sind Müdigkeit, Rheuma, Schuppenflechte, Allergien, Entzündungen und viele andere Beschwerden, die oftmals leider nicht ursächlich untersucht werden. Ist die Darmflora ins Ungleichgewicht (Dysbiose) gerutscht, ist es also wichtig, das Gleichgewicht zwischen den Bakterien der Säuerungsflora und der Fäulnisflora wieder herzustellen.

Bei einer Dysbiose ist sehr oft der Candida-Hefepilz anzutreffen. Dabei fehlen häufig die wichtigsten Milchsäurebakterien wie Laktobazillen und Bifidobakterien. Durch das ungesunde Darmmilieu kann die Nahrung nicht vollständig verdaut werden, sodass es schnell zu Fäulnis und Gärung kommt. Wer Blähungen hat, weiß ein Lied davon zu singen, wie unangenehm regelmäßige Gärungsprozesse im Darm sein können.

Je länger dieses krankhafte Darmmilieu andauert und unbehandelt bleibt, desto weiter eskaliert erfahrungsgemäß die Situation. Die unterhalb der Darmbakterien liegende Darmschleimhaut wird durchlässig, sodass unverdaute Nahrungsbestandteile in die Blutbahn geraten. Das Leaky Gut Syndrom ist damit geschaffen und sorgt für viele Nahrungsmittelintoleranzen. Wird der Darm in diesem Stadium immer noch nicht richtig saniert, nehmen diese Unverträglichkeiten immer weiter zu, bis irgendwann kaum noch Lebensmittel vertragen werden, und der Patient völlig verzweifelt.

Durch den Verzehr von unverträglichen Nahrungsmitteln wird die Darmflora immer noch stärker in Mitleidenschaft gezogen. Denn durch die nicht verträglichen Lebensmittel entstehen häufig Blähungen mit Fuselalkoholen und Fäulnisbakterien, die die ‚guten Darmbakterien' verdrängen können.

Durch das sich immer weiter verschlechternde Darmklima treten immer häufiger alt bekannte Symptome auf, und neue gesellen sich hinzu.

So bleibt Ihre Darmflora gesund:

- Bewegen Sie sich täglich und möglichst an der frischen Luft, soweit dies Ihre körperliche Verfassung zulässt.

- Meiden Sie Fast Food, Zucker, Alkohol und Weizenprodukte, und bevorzugen Sie Gemüse, Kartoffeln, Vollkornprodukte, saures Obst und Biofleisch.

- Verzichten Sie auf Lebensmittel, die Farbstoffe, Konservierungsstoffe, Emulgatoren und Aromen beinhalten.

- Ergänzen Sie Ihre Nahrung mit probiotischen und prebiotischen Lebensmitteln und Nahrungsergänzungsmitteln, die gesunde Darmbakterien einhalten wie Laktobazillen und Bifidobakterien.

- Verzichten Sie auf Nahrungsmittel, auf die Sie allergisch oder mit Intoleranzen reagieren.

- Vermeiden Sie bei Verstopfung, regelmäßig Abführmittel einzunehmen. Sie führen damit nicht nur wichtige Mineralien und Nährstoffe aus, sondern fördern die Darmträgheit und fügen der Darmflora schwere Schäden zu.

Was Sie selbst tun können

Bei einer so schwerwiegenden Erkrankung wie der MS stellt sich immer wieder die Frage: ‚Was kann man selbst dazu beitragen, dass man gesünder wird?' Je nach Schwere der Erkrankung gibt es mehrere Möglichkeiten, den Prozess günstig zu beeinflussen und den Umgang mit der Krankheit zu erleichtern:

- Nehmen Sie Ihre Medikamente regelmäßig und so, wie sie Ihr behandelnder Arzt verordnet hat. Verändern Sie weder die Einnahmezeit, noch die Dosierung eigenmächtig.

- Nehmen Sie regelmäßige laborchemische und klinische Kontrolluntersuchungen wahr, um die Entwicklung der Erkrankung zu beobachten und gegebenenfalls medikamentöse oder physiotherapeutische Korrekturen vornehmen zu können.

- Informieren Sie Ihren Arzt, sobald neue Symptome auftreten.

- Tragen Sie einen SOS-Anhänger an Ihrer Halskette, der wichtige medizinische Informationen über Sie enthält. Somit kann sich ein herbeigerufener medizinischer Notdienst sehr schnell ein Bild über Ihre gesundheitliche Situation machen, und Ihnen eine angemessene Behandlung zuteil werden lassen. Das Risiko, falsch behandelt zu werden, können Sie hierdurch reduzieren.

- Tragen Sie durch Ihre gesundheitsförderliche Lebensweise dazu bei, dass sich Ihr Körper regenerieren kann. Hierzu gehört neben der gesunden vitalstoffreichen Ernährung eine Stressreduzierung und der Verzicht oder die Einschränkung von Alkohol und Zigaretten.

- Informieren Sie Ihre Familienangehören, Freunde und Arbeitskollegen über Ihre Erkrankung, damit diese Ihre gesundheitliche Situation verstehen und Ihnen gegebenenfalls behilflich sein können.

- Beobachten Sie Ihren Körper sorgfältig und regelmäßig. Wenn Sie Veränderungen feststellen, überlegen Sie genau, was Sie gegessen und getrunken haben? Wo haben Sie sich aufgehalten, wie war die Umgebung? War sie zu laut, zu hektisch, oder lag etwas in der Luft, weil der Rasen frisch gemäht war oder Sie sich lange an einer stark befahrenen Straße oder in einer verrauchten Gaststätte aufgehalten haben? Vielleicht lag es auch an der zu hohen Temperatur?

- Beobachten Sie Ihren Körper und seine Reaktionen auch sehr sorgfältig, wenn Sie neue Medikamente einnehmen oder neue Therapien bekommen. Dies wird Ihnen dabei helfen, Maßnahmen zu finden die Ihnen gut tun.

- Wenn Ihre Erkrankung so stark ausgeprägt ist, dass Sie keiner Berufstätigkeit außer Haus nachgehen können, bemühen Sie sich um einen Job, den Sie von Zuhause aus erledigen können. Dank der technischen Voraussetzungen wie dem Internet ist es heutzutage in vielen Branchen möglich, vom ‚homeoffice' aus zu arbeiten. Eine berufliche Aufgabe gibt Ihnen nicht nur eine tägliche Struktur, sondern auch mehr Selbstbewusstsein, finanzielle Unabhängigkeit und Selbstvertrauen.

- Wenn Sie aufgrund der Erkrankung nicht mehr selbst Auto fahren können, informieren Sie sich über Fahrmöglichkeiten, die Ihnen die bestmögliche Mobilität zurückgeben. Sprechen Sie auch Ihre Bekannten und Nachbarn an, und bitten Sie sie um regelmäßige Mitfahrgelegenheiten.

- Nehmen Sie Kontakt auf zu Gleichgesinnten. Denn eines ist sicher: Niemand wird Sie so gut verstehen wie jemand, der in einer Situation steckt, die Ihrer ganz ähnlich ist.

- Wenn Sie aufgrund der MS unter einer starken Gangunsicherheit leiden, sorgen Sie rechtzeitig vor, indem Sie Ihren Wohnbereich von Stolperfallen befreien. Kümmern Sie sich außerdem rechtzeitig um eine Gehhilfe (Rollator), und zögern Sie die Anschaffung nicht aufgrund falscher Eitelkeit heraus nach dem Motto: ‚Was sollen denn die Leute denken?' Denken Sie lieber daran, dass es um IHRE Gesundheit geht, und wenn Sie aufgrund von falscher Eitelkeit stürzen, ist es Ihr Bein, das Sie womöglich wochenlang im Krankenhaus auskurieren müssen.

- Versuchen Sie, trotz Ihrer Krankheit das Beste aus Ihrem Leben zu machen. Passen Sie Ihre Lebensweise der Krankheit an, aber lassen Sie Ihr Leben möglichst nicht von ihr regieren.

- Wenn Sie Medikamente wie z. B. starke Schmerzmittel einnehmen, achten Sie im Straßenverkehr und beim Bedienen von Maschinen auf Ihr Reaktionsvermögen. Denn durch zahlreiche Medikamente kommt es zu einer reduzierten Reaktionsfähigkeit.

- Wenn Sie mit Ihrem behandelnden Arzt nicht richtig zufrieden sind, suchen Sie so lange, bis Sie jemanden gefunden haben, bei dem Sie sich gut aufgehoben fühlen.

- Bei vielen Betroffenen kommt es zu einer Schmerzlinderung, wenn sie sich auf eine Aktivität einlassen, die eine starke geistige Konzentration erfordert wie beispielsweise Computerarbeit, Malen, Kreuzworträtsel oder Videospiele.

- Meiden Sie Umgebungen, in denen Sie sich unnötig mit Schadstoffen belasten. Dies beinhaltet nicht nur ein Wohnumfeld, das möglichst weit entfernt sein sollte von der nächsten Autobahn, stark befahrenen Straßen, Flughafen, Krematorium oder einer Müllverbrennungsanlage, sondern auch amalgam- und palladiumfreie Zähne und schadstofffreie Lebensmittel.

- Hören Sie mit dem Rauchen auf, denn durch die in Zigaretten enthaltenen Schadstoffe schädigen Sie Ihren Körper auf vielfältige Weise. Insbesondere die Durchblutung kann stark beeinträchtigt werden und somit die Gefahr von Fuß- und Beinproblemen verschärfen. Denken Sie an dieser Stelle nur an das Raucherbein, das in Kombination mit einer MS zu gravierenden gesundheitlichen Beeinträchtigungen führen kann.

- Vermeiden Sie die Trigger, die Ihnen bekannt sind und zu Symptomverschlechterungen führen.

Ich bedanke mich, dass Sie dieses Buch gekauft haben und wünsche Ihnen für die Zukunft von Herzen alles erdenklich Gute und eine Gesundheit, die Sie sich wünschen.

Hinweise für den Leser

Alle Angaben in diesem Buch wurden nach bestem Wissen und mit größter Sorgfalt erstellt. Die Angaben und Empfehlungen erfolgen ohne Verpflichtung oder Garantie der Autorin. Sie und der Verlag übernehmen keine Verantwortung und Haftung für Personen-, Sach- und Vermögensschäden aus der Anwendung der hier erteilten Ratschläge.

Dieses Buch hat nicht die Absicht und erweckt nicht den Anspruch, eine ärztliche Behandlung zu ersetzen. Ausdrücklich wird empfohlen, eine medizinische Diagnose vom Therapeuten einzuholen und eine entsprechende Therapiebegleitung durchzuführen. Einige der vorgestellten Maßnahmen weichen von der gängigen medizinischen Lehrmeinung ab, und resultieren aus der Erfahrungsheilkunde.